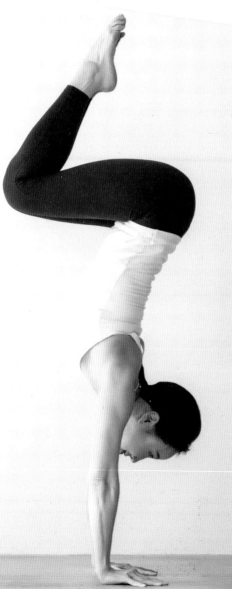

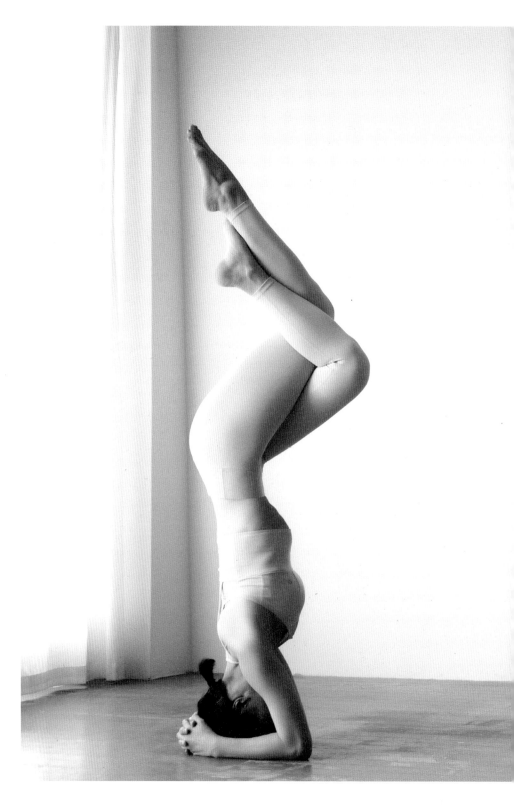

누구나

거꾸로

설 수 있다

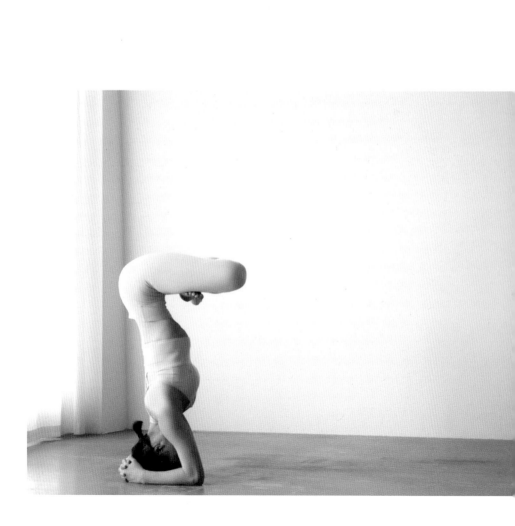

몸이 뻣뻣해도 운동신경이 없어도 4주 만에

누구나 거꾸로 설 수 있다

김다혜 지음

비타북스

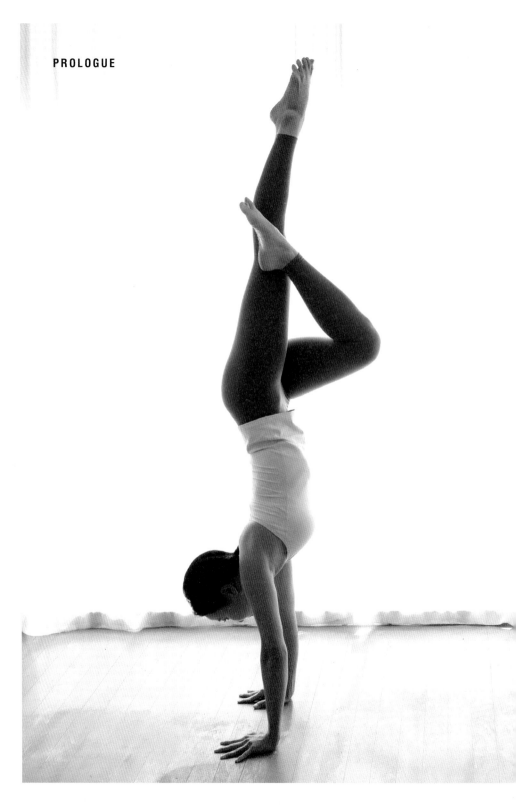

내 인생을 바꾼 헤드스탠드

어릴 적 오랫동안 발레를 하다가 사무직으로 사회생활을 하면서 운동의 필요성을 절실하게 느껴 헬스를 시작했다. 그런데 평생 운동이라고는 발레만 했던 나는 운동기구를 가지고 하는 것에 큰 흥미를 느끼지 못했고, 스트레칭만 하고 오기 일쑤였다. 그래서 다른 운동을 찾다가 당시 한창 붐이 일었던 핫요가를 시작하게 됐다.

원래 더운 걸 싫어해서 찜질방도 즐기지 않는 편인데, 찜질방처럼 더운 곳에서 운동까지 하려니 처음에는 보통 힘든 게 아니었다. 그런데 정말 신기하게도 환경이 주는 어려움보다 요가 자체의 매력이 너무 커서 어느 순간부터는 힘든 것도 잊고 요가를 즐기게 됐다.

요가가 그냥 좋았다. 동작을 하면서 느끼는 몸의 변화도 좋았지만, 요가 후 마음이 차분해지는 게 좋았다. 나는 좀 더 본격적으로 하기 위해 요가원을 등록해서 열심히 다녔다.

무용을 전공해서 주변에 요가 강사나 필라테스 강사를 직업으로 하고 있는 지인들이 많았다. 나는 얼마 안 가 다니던 회사를 그만 두고 요가 지도자 과정을 밟고, 과거에 발레를 가르쳤던 경험을 살려서 요가를 가르치기 시작했다. 요가를 가르치면서 요가를 더욱 좋아하게 됐고, 이 일을 하는 매일이 즐거웠다.

어느 날 우연히 유튜브에서 브리오니 스미스라는 외국 요가 전문가가 헤드스탠드를 포함해 다양한 역자세를 하는 영상을 보고서 큰 충격을 받았다. '요가를 저렇게 멋있게도 할 수 있구나' 생각했다. 그 후 나는 그녀의 팬이 되었고, 국제 요가 지도자 과정을 수료하고 요가의 수많은 동작들 중에서도 아사나(요가 자세)의 왕이라고 불리는 '헤드스탠드', 즉 역자세의 매력에 푹 빠져서 연습하기 시작했다.

최근에는 연예인 이효리, 아이유가 역자세를 한 모습이 방송을 타면서 많은 관심을 받아 일반 요가원에서도 쉽게 배울 수 있지만, 얼마 전까지만 해도 역자세가 대중적이지 않아서 배울 수 있는 곳이 별로 없었다. 또 지금처럼 SNS가 활발하지 않을 때라 정보 자체를 찾는 게 쉽지 않았다. 나는 30년 전에 출간된 요가 교본과 인터넷에서 어렵게 찾은 영상들을 보면서 혼자 역자세를 연구하고 연습했다. 그리고 그 동작들을 SNS에 올리기 시작했다.

얼마 지나지 않아 외국인들에게 좋은 반응을 얻었고, 외국인 팔로워 또한 급격하게 늘어났다. 계정이 나날이 커지면서 나를 진짜 요가의 길로 이끈 브리오니 스미스를 직접 만나게 됐다. 그 후 뉴욕에서 열린 세계적인 요가 컨퍼런스에 초대받기도 하고, 큰 브랜드와 콜라보레이션 작업도 하게 됐다. 생각해보면 유튜브에서 브리오니 스미스의 영상을 본 게 내 인생을 바꿔놓은 것 같다. 그녀가 아니었다면 요가를 그저 좋아하기만 할 뿐, 여기까지 오지 못했을 것 같다.

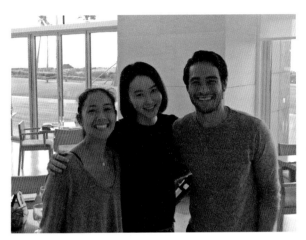

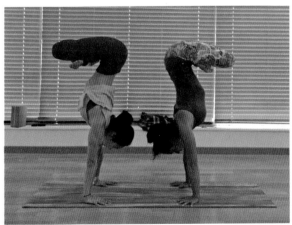

나의 연예인 브리오니 스미스를 만나다.

20대 초반 때 나는 미용에 관심이 많았다. 특히 피부에 관심이 많아서 피부과를 꾸준히 다니면서 관리를 받았다. 그러다 20대 후반에 요가, 특히 역자세에 빠지면서 매일 몇 시간씩 역자세를 연습하고 수련하며 몸이 변하는 걸 느꼈다. 관리를 받을 때보다 피부가 더 매끈하고 안색도 밝아졌다. 그러니 자연스레 피부과를 다니지 않게 됐다.

피부과를 안 다닌 지 몇 년 됐을 때, "피부가 너무 좋다. 피부과 어디 다녀?"라는 질문을 받기도 했다. 그러면 나는 "요가를 해 봐"라고 대답했다. 특히 역자세를 많이 하라는 얘기는 꼭 해주었다. 내가 몸소 느낀 것도 있지만, 실제로 역자세를 하면 혈액순환이 잘 돼서 안색이 좋아지고 처진 피부에 탄력과 생기가 생긴다. 또 중력으로 인해 눌려 있던 몸속 기관과 장기들이 활성화되어 소화불량, 변비 등을 개선시켜서 자연스레 피부가 좋아지고 얼굴도 예뻐진다.

몸매는 또 어떤가. 굽은 어깨와 등을 곧게 펴주고, 틀어진 척추를 바로 잡아주기 때문에 여기저기에 붙어 있는 미운 군살도 사라져서 매끈한 몸매 라인을 만들어준다. 이밖에도 수많은 장점이 있어서 나는 주변 사람들에게 항상 역자세를 권한다. 많은 사람들이 요가의 장점은 알지만, 거꾸로 서는 역자세를 '운동 잘하는 사람들만 하는 것, 나는 못하는 것'이라고 생각해서 시도조차 하지 않는 게 너무 안타깝다.

그렇게 10년에 가까운 시간을 달려왔고, 30대 초반에 임신과 출산을 경험하면서 나는 역자세가 주는 놀라운 경험을 또 한 번 하게 됐다. 여성에게 임신과 출산은 마치 다시 태어나는 것과 같다. 어릴 적부터 오랫동안 운동을 했고, 20대부터는 요가를 직업으로 삼아왔지만 임신과 출산이 주는 변화를 피해갈 수는 없었다.

헤드스탠드는 임신 초기와 아기가 아래로 내려와 자리를 잡는 임신 후기에는 권하지 않는다. 또한 임신 전에 헤드스탠드를 능숙하게 하지 못했던 사람이라면 절대 헤드스탠드는 시도하지 않아야 한다. 나는 임신 전 몇 년간 하루도 빠짐없이 다양한 역자세를 안정감 있게 했기 때문에 가능했다. 그런 나도 임신 기간에는 안정기에 접어들면서 일주일에 5분 이내로 1회 정도만 연습했다. 역자세가 임신 기간 때 절대 금기 동작은 아니지만, 임신과 출산에 큰 도움을 주는 동작도 아니기 때문에 추천하지는 않는다.

하지만 출산 후 몸을 예전으로 복귀시키는 데에는 큰 도움이 되었다. 출산 후 약 3개월은 몸이 많이 약해져 있는 상태이기 때문에 충분히 쉬는 게 좋다. 3개월이 지나면 강도가 낮은 요가 동작부터 시작해서 출산 후 6개월 정도부터는 헤드스탠드를 포함해 역자세를 해도 좋다.

임신을 하면 배가 나오는 과정에서 복근이 양쪽으로 벌어지는 복직근이개 현상이 나타나는데, 출산 후 이를 바로잡지 않으면 벌어진 복

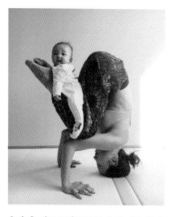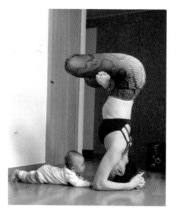

출산 후 헤드스탠드로 몸매 관리를 했다.

직근이 그대로 굳어서 체형이 변하고, 복부 근력 약화로 상하체의 균형이 무너져 허리에 통증이 생기며 처진 뱃살도 그대로 남게 된다. 뱃살을 빨리 빼고 싶은 마음에 윗몸일으키기나 플랭크처럼 직접적인 복부 운동을 하는 경우가 있는데, 이는 절대 피해야 한다. 관절도 많이 약해져 있는 상태고, 아직 회복되지 않은 복직근에 일반인과 같은 복부 운동을 하면 과긴장으로 오히려 복직근이개가 더 심해지고 굳어질 수 있기 때문이다. 나는 호흡법과 적당한 강도의 복직근이개 운동과 함께 헤드스탠드를 했다. 출산 후에 꾸준히 헤드스탠드를 한 결과, 지금은 복부에 튼살 하나 없이 출산 전으로 돌아왔다.

앞서 말한 것처럼 내가 처음 헤드스탠드를 배울 때만 해도 국내에 그 동작을 자세히 가르쳐주는 요가원이 별로 없었다. 그래서 나는 아주 오래 전에 출간된 책과 해외 영상을 보며 배웠다. 그런 과정을 거쳐서 내가 수강생들에게 헤드스탠드를 가르치게 됐을 때는 최대한 자세하게 가르쳐주고 싶었다. 특히 헤드스탠드의 셀 수 없는 장점에 대해서 알려주고 싶었다.

내게 요가 수업을 들었던 수강생들과 더불어 지금도 헤드스탠드를 배우고 싶다며 SNS로 개인 메시지를 보내는 수많은 사람들에게 안전하고 올바른 자세로 스스로 헤드스탠드를 하는 방법을 알려주고자 이 책을 쓰게 됐고, '헤드스탠드 챌린지 4주 프로그램'을 구성했다.

이 책에서 소개하는 4주 프로그램은 다른 운동에 비해서 강도가 높지 않다. 헤드스탠드 본 동작을 안전하고 쉽게 할 수 있도록 돕는 몇 가지의 전후 스트레칭과 부가 동작은 5분 안에 충분히 따라 할 수 있고, 헤드스탠드 본 동작 또한 아주 쉬운 자세부터 시작하도록 짜여 있기 때문에 몸이 뻣뻣해도, 운동신경이 없어도 할 수 있다.

단, 헤드스탠드는 동작의 특성상 부상이 있을 수 있기 때문에 반드시 각 주차에 맞는 동작을 해야 하고, 4주간 매일 꾸준히 하는 게 중요하다. 동작이 몸에 익숙해지면 균형감이 생기고, 중심점을 찾으면 4주 후 완벽한 헤드스탠드를 할 수 있다. 명심하자. 하고자 하는 마음만 있으면 누구나 할 수 있다!

CONTENTS

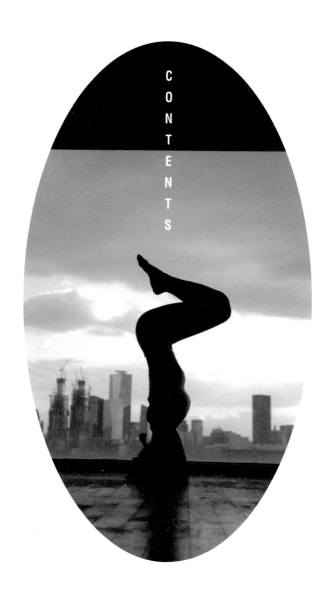

PART 1

세상을 거꾸로 보는
힘이 필요하다
헤드스탠드

PART 2

누구나 거꾸로 설 수 있다

헤드스탠드 챌린지
4주 프로그램

헤드스탠드란?

팔꿈치는 어깨너비로 벌리고 양손은 깍지 껴서 바닥에 댄다. 머리를 숙여 깍지 낀 양손에 뒤통수를, 바닥에는 정수리를 댄 후 다리를 천장으로 천천히 뻗어서 몸을 일자로 만들면 성공!

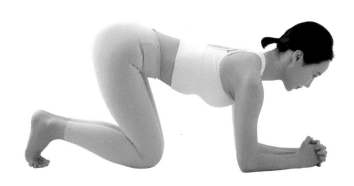

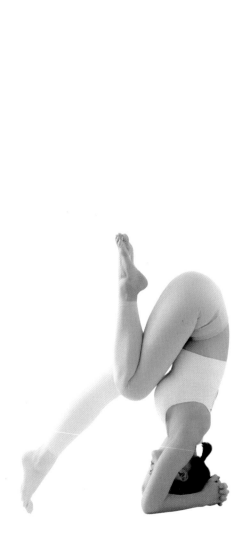
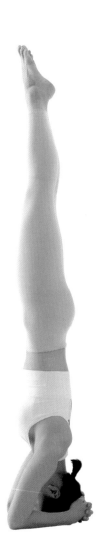

몸이 뻣뻣해도 운동신경이 없어도
헤드스탠드를 할 수 있다!

"피부 탄력이 생기고, 몸매가 예뻐졌다"

- 20대 후반 여성

평생 운동이라고는 한 번도 해본 적이 없었는데, 결혼을 준비하면서 살도 빼고 관리를 해야 할 것 같았어요. 무슨 운동을 할까 고민하는데 주변에서 요가가 몸매 라인을 만드는 데 좋다고 해서 시작하게 됐어요.

예상대로 요가는 어렵고, 제 몸은 생각했던 것보다 더 굳어 있었죠. 특히 유연성이 조금이라도 필요한 동작은 거의 하지 못했어요. 하지만 요가에서 근력을 쓰는 동작이 많고 유산소 운동이 되는 빈야사 요가는 재밌었어요.

운동을 처음 해서 그런지 요가를 하면 할수록 제 몸은 눈에 띄게 달라졌어요. 허리 쪽 군살이 빠지고, 허벅지 뒤쪽과 엉덩이도 탄력이 생기는 걸 매일매일 느낄 정도였어요. 그러니 자연히 요가에 관심이 많아졌고 좋아하게 됐어요.

어느 날 우연히 티비에서 색다른 요가 동작이 있어서 해보고 싶은 마음에 선생님께 가르쳐달라고 말씀드렸는데, 그 동작이 바로 헤드스탠드였어요. 처음에는 난이도가 너무 높은 것 같아서 가능할까 싶었는데, 선생님께서 꼼꼼하게 단계별로 가르쳐주서서 쉽게 따라 할 수 있었어요.

헤드스탠드를 처음 했을 때는 균형을 못 잡아서 넘어지기도 하고, 소리를 지를 정도로 겁도 많이 났는데, 신혼여행을 가서 해변에서 멋있는 헤드스탠드 사진을 남기고 싶다는 목표 하나로 정말 열심히 연습했어요. 결혼식 준비보다 헤드스탠드 연습을 더 할 정도였죠.

원래 체형이 하체 비만형이었는데 헤드스탠드를 포함한 다양한 역자세를 하다 보니 상체에 보기 좋게 근육이 붙어서 탄탄해졌고, 하체는 부종이 없어져서 날씬해지고 군살도 빠지면서 몸매 라인이 전체적으로 예쁘게 변했어요. 꾸준히 연습한 결과 마침내 벽 없이 혼자서도 헤드스탠드를 할 수 있게 됐고, 바라던 대로 신혼여행에 가서 멋진 헤드스탠드 포즈로 인생샷을 남기고 왔답니다.

"거북목과 굽었던 등이 바로 세워졌다"

- 30대 중반 남성

어렸을 때부터 오랫동안 공부를 하느라 책상에 앉아 있는 시간이 많았어요. 사회생활을 시작하면서도 하루 종일 앉아서 일을 하다 보니 퇴근을 하면 목, 어깨, 허리 안 아픈 곳이 없었죠. 특히 바닥에 바르게 눕는 게 너무 힘들어서 숙면을 취하기도 힘들고, 아침이 되면 항상 피곤했죠. 병원에 가서 검사를 하니 거북목이 심하고, 등이 많이 굽어 있다는 진단을 받았어요. 운동을 게을리하고, 잘못된 자세로 생활을 하니 자연스레 몸이 틀어지고 안 좋아진 거였죠. 자세 교정을 위해서 요가를 시작하게 됐어요.

처음에는 기본적인 요가 동작부터 천천히 시작해서 기초 체력을 잡았고, 몇 달간 기본 동작을 꾸준하게 해서 무리 없이 해내자 선생님께서 자세가 안 좋은 사람에게 특히 좋다고 역자세를 권하셨어요. 그리고 그날부터 수업 마지막에는 언제나 헤드스탠드를 연습했어요. 처음에는 많이 힘들었어요. 특히 헤드스탠드는 기본 근력이 있는 남자라도 어깨와 등이 굽어 있으면 올바른 자세로 하기 힘들다는 선생님의 말씀처럼 목부터 허리까지 문제가 많았던 저 같은 사람이 정확한 동작으로 하는 건 쉽지 않았죠. 그래서 요가 수업이 없는 날에도 집에서 선생님이 가르쳐주신 대로 헤드스탠드를 연습했습니다.

노력은 역시 사람을 배신하지 않는 것 같아요. 몇 개월간 꾸준히 요가 동작들로 기본적인 몸을 만들고, 마무리로 헤드스탠드를 했더니 가장 먼저 목과 어깨의 통증이 사라지고, 자세가 바르게 서는 걸 느낄 수 있었어요. 바르지 못한 자세 때문에 바닥에 앉는 것조차 힘들었는데, 헤드스탠드를 한 후 굽어 있는 등과 어깨가 서서히 제자리를 찾으면서 각종 통증들도 사라졌습니다.

헤드스탠드로 몸소 놀라운 경험을 한 후로 저는 지인들에게 헤드스탠드를 하라고 추천합니다. 스스로 경험해봤기 때문에 역자세가 우리 몸에 얼마나 좋은지 알게 되었으니까요.

작은 움직임 하나가 일상에 큰 변화를 가져오네요. 예전에는 바닥에 앉는 것도 힘들고, 바닥에 앉아서 허리를 숙이는 건 정말 상상도 못할 일이었는데, 헤드스탠드로 몸을 바꾼 후 이제는 바닥에 앉아서 발톱도 깎을 수 있습니다. 제게는 그것이 아주 큰 변화였습니다.

"스트레스가 해소되고, 마음이 안정됐다"

- 30대 후반 여성

저는 요가를 제법 오래 배웠어요. 이런저런 운동을 해봐도 요가가 제일 잘 맞아서 꽤 오래했는데 항상 요가원에서 가르쳐주는 기본 동작만 했었죠. 그러다 선생님께 요가 수업을 들었는데, 이유는 모르지만 그냥 좋았어요. 세상 모든 일이 그렇듯이 좋아하면 재밌고, 더 하고 싶고 그렇잖아요. 선생님과 하는 요가도 그랬던 것 같아요.

요가를 하는 것 자체도 즐거웠지만 지금까지 해볼 용기조차 내지 못했던 헤드스탠드를 선생님께 차근차근 배우는 그 과정이 좋았어요.

요가의 모든 동작이 마음의 안정을 찾는 데 큰 도움이 되지만, 오랫동안 같은 동작만 해서 그런지 몸에 너무 익숙해져 어느 때는 몸과 마음이 따로 놀기도 했었어요. 그런데 선생님께서 가르쳐주신 헤드스탠드와 다양한 역자세를 시작하면서부터는 하루 종일 괴롭히던 잡생각이 사라지고, 온전히 요가를 하고 있는 나의 몸 상태에만 집중하게 돼 좋았어요.

수업이 끝나고도 선생님의 쉬는 시간을 뺏으며 좀 더 정확한 자세를 배우려고 노력했어요. 올바른 자세로 해냈을 때의 그 성취감과 나 자신에 대한 믿음 덕분에 요가가 더 좋아졌고, 어떠한 목적 없이 요가 그 자체를 사랑하게 됐어요.

그리고 결국에는 이 길로 가기 위해서 요가 지도자 과정을 밟고, 현재는 요가 강사를 하고 있어요. 요가의 모든 동작이 우리에게 많은 것을 선물하지만, 헤드스탠드는 반드시 해보시길 추천할 만큼 인생에 많은 것을 바꿔준답니다.

"비대칭어깨가 바로잡히고, 좌골신경통이 사라졌다"
- 40대 초반 여성

언제부턴가 몸이 여기저기 아프기 시작했습니다. 비대칭어깨에 좌골신경통까지 겹쳐서 몸 전체가 불균형한 상태였습니다. 몸이 힘드니 잦은 짜증에 일도 잘 안 되고 일상이 엉망이었습니다.

주변에서 동료들이 요가를 추천해줬는데, 이런저런 운동을 해보긴 했지만 요가는 생전 처음이라서 생소하게 느껴졌습니다. 또 유연성이 좋은 사람들이 주로 하지 않을까 하는 생각에 왠지 모르게 어렵게 느껴져서 며칠을 고민하다가 수업을 들으러 갔는데, 수업을 받은 후 지금껏 괜한 고민을 했다는 걸 깨달았습니다.

요가는 다리를 찢는 동작처럼 유연성을 늘리기 위한 정적인 동작이 많을 거라 생각했는데, 실제로 해보니 근력을 키우는 동적인 동작도 많다는 걸 알게 됐습니다. 특히 헤드스탠드는 힘들어서 놀랍기도 했고, 근력 발달에 크게 도움이 돼 흥미로웠습니다.

그 후 요가 자체에 재미를 붙여서 계속 수업을 들었고, 일이 바빠서 저녁 수업에 불참하게 되는 날에는 점심을 거르고 수업을 들으러 갈 정도로 재밌었습니다. 또 요가를 하면 할수록 몸에서 직접 느끼는 통증이 완화되고, 그러니 자연스레 마음까지 안정되는 그 변화가 좋았습니다.

이제는 누구보다 빨리 요가원에 도착해서 수업을 준비하고 가장 마지막에 나옵니다. 처음에는 어려웠던 헤드스탠드도 꾸준히 연습했더니 이제는 벽 없이 할 수 있게 됐고, 벽 앞에서 핸드스탠드를 할 정도가 되었습니다. 헤드스탠드와 핸드스탠드를 매일 조금이라도 연습했더니 비대칭이었던 어깨도 바르게 교정되었고, 뒤틀린 척추 때문에 생긴 좌골신경통도 말끔하게 나았습니다.

"활기가 생기고, 인생이 즐거워졌다"
- 50대 중반 남성

저는 골프에 푹 빠져서 오랫동안 골프를 쳐왔습니다. 매주 필드를 나
갔고 퇴근 후엔 실내 골프장에서 연습을 할 정도였죠. 그런데 운동이
라고는 몸을 한 방향으로만 쓰는 골프만 하다 보니 자세가 틀어지면서
불편한 곳이 생기더군요. 골프가 인생에서 큰 즐거움 중 하나였는데,
몸이 아파서 제대로 하지 못하니 속상하고 무료하기까지 했죠. 그래서
주변에서 추천을 받고 요가로 자세 교정을 받아보기로 했습니다.

처음에는 단순히 틀어진 몸을 교정해 비거리를 늘리고 싶다는 생각
이었는데, 생각보다 요가가 너무 좋았어요. 필드는 일주일에 한 번 나
가는데, 요가는 일주일에 개인 수업을 세 번 한 적도 있었으니까요. 항
상 스트레칭 동작만 하다가 선생님께 골프를 더 잘 치고 싶다고 얘기
를 하니 몸의 밸런스를 맞추면서 집중력을 키우는 헤드스탠드를 권하
셨어요. 요가를 시작하면서 헤드스탠드도 해보고 싶었지만, 거꾸로
선다는 것에 두려움이 있어서 시도하지 못하고 있었어요. 밸런스에
이보다 좋은 건 없다는 선생님의 응원에 차근차근 단계를 밟아가며
시작했습니다.

처음에는 너무 힘들었어요. 헤드스탠드 본 동작을 하기 전에 몸을
풀어주는 다운독 자세도 좀처럼 익숙해지지 않고 힘들고 어려웠죠.

나이에 비해 신체 활동을 적극적으로 했기 때문에 어렵지 않을 거라 생각했는데, 헤드스탠드를 정확하게 하려면 근력도 근력이지만 균형을 잡으며 중심점을 찾아야 하는데 그게 쉽지 않았죠. 하지만 골프를 다시 즐기고 싶다는 목표만 보면서 수업에 빠지지 않고 열심히 선생님을 따라 갔습니다.

처음에 힘들었던 건 아주 잠시였어요. 골프로 인해 한쪽으로 틀어진 몸이 헤드스탠드 덕분에 서서히 바로잡히면서 골프를 칠 때 통증이 줄고 거리가 늘기 시작했어요. 그리고 몸도 몸이지만 헤드스탠드를 하고 있는 동안에는 복잡한 생각을 안 하게 돼서 더욱 좋았습니다.

요즘에는 헤드스탠드도 열심히 하고, 골프도 즐겁게 하고 있어요. 골프만큼 인생에서 재밌는 게 하나 더 생겼어요. 좋아하는 일을 하니 활기가 생기고, 사람들과의 만남도 즐거워졌습니다.

'헤드스탠드 챌린지 4주 프로그램' 한눈에 살펴보기

WEEK 1

상
체
강
화

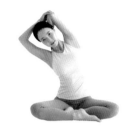

STEP 1 >> 전 스트레칭

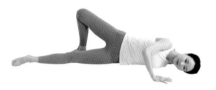

STEP 4 >> 후 스트레칭

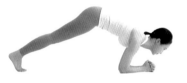

STEP 2 >> 부가 동작

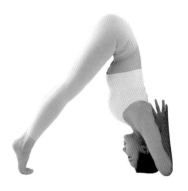

STEP 3 >> 본 동작

매일 10분만 투자하면 누구나 헤드스탠드를 할 수 있다.
하루에 4동작만 따라 하면 4주 만에 헤드스탠드 완성!

WEEK 2

코어 강화

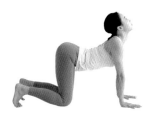

STEP 1 >> 전 스트레칭

STEP 4 >> 후 스트레칭

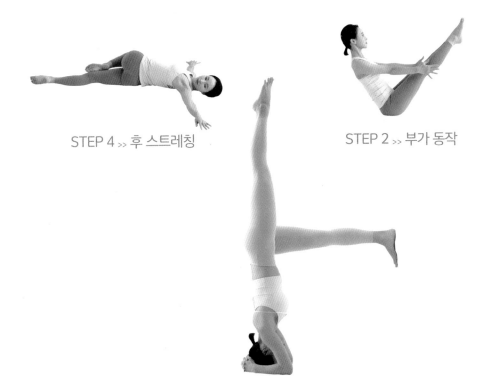

STEP 2 >> 부가 동작

STEP 3 >> 본 동작

WEEK 3

밸런스 강화

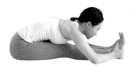

STEP 1 >> 전 스트레칭

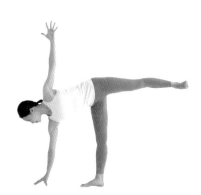

STEP 2 >> 부가 동작

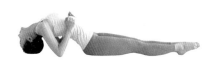

STEP 4 >> 후 스트레칭

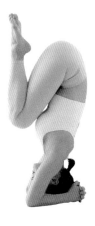

STEP 3 >> 본 동작

WEEK 4

전
신
강
화

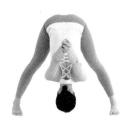

STEP 1 ≫ 전 스트레칭

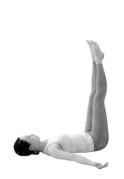

STEP 4 ≫ 후 스트레칭

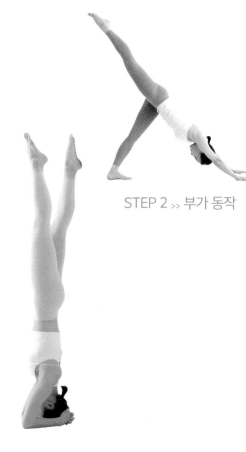

STEP 2 ≫ 부가 동작

STEP 3 ≫ 본 동작

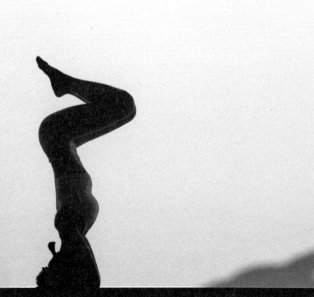

PART 1

세상을 거꾸로 보는
힘이 필요하다
헤드스탠드

왜
헤드스탠드인가?

요가인들의 목표이자 최근 매스컴에서 연예인들이 많이 선보이며 요가를 안 하는 사람들까지도 도전하고 싶게 하는 요가 동작이 있다. 바로 '살람바 시르사아사나'라 불리는 헤드스탠드(headstand)다. 산스크리트어로 살람바(salamba)는 '지탱하다'라는 뜻이고, 시르사(sirsa)는 '머리', 아사나(asana)는 '자세'를 의미한다. 머리로 지탱하는 자세, 즉 머리를 바닥에 댄 물구나무서기 자세를 뜻한다.

헤드스탠드는 워밍업 없이 바로 하기에는 무리가 있어서, 요가 수업에서는 부드럽게 몸을 풀어주는 스트레칭으로 시작해서 점점 난도가 높아진 후반부에 실시한다. 그리고 근육을 이완하는 동작으로 마무리한다.

헤드스탠드는 요가 동작 중에서도 난도가 높은 편으로 혼자 선뜻 따라서 하기는 어렵지만 차근차근 단계를 밟아가며 동작을 익히면 누구나 할 수 있다.

많은 요가인들이 헤드스탠드를 목표로 삼는 이유는 난도가 높고, 자세가 화려하여 멋진 것도 있지만 몸과 마음의 변화를 스스로 느낄 정도로 효과가 뛰어나기 때문이다. 헤드스탠드를 규칙적으로 하면 뇌세포가 활성화되어 사고력과 집중력이 증가하고, 정신적으로 쉽게 지치는 사람들에게 활력을 불어넣어 스트레스 감소에도 큰 도움이 된다. 내적인 변화뿐 아니라 외적으로도 피부톤 개선, 코어 단련, 하체 부종 개선 등 다양한 효과를 얻을 수 있다.

특별한 운동기구나 장비 없이 좁은 공간에서 할 수 있고, 다리가 머리 뒤로 넘어갈 정도의 유연성도 필요하지 않다. 몸의 균형 감각으로 중심을 잡기 위해 내 몸에 집중하다 보면 모든 잡념이 사라진다. 몸과 마음, 그리고 정신까지 건강하게 해주는 헤드스탠드는 현대인들에게 가장 좋은 운동이자 필수 운동이다.

젊어지고
예뻐진다

요가 경전에 "헤드스탠드를 6개월간 지속하면 주름과 백발이 없어진다"는 말이 있다. 이 말은 헤드스탠드가 건강에도 좋지만, 요즘 현대인들의 큰 관심사인 미용적인 부분에도 큰 역할을 한다는 뜻이다.

내게 요가 수업을 들었던 수강생이 헤드스탠드를 포함한 역자세를 꾸준히 하면서 가장 놀라고 만족스러워한 변화는 피부가 눈에 띄게 좋아지고, 몸매가 예뻐진다는 거다.

우리 몸은 중력에 의해 근육과 피부가 바닥으로 향하게 된다. 흔히 숨길 수 없는 나이테라 불리는 목주름이 짙게 생기고, 얼굴 피부도 탄력을 잃어서 처지고 잔주름이 나타난다.

예전에 내게 요가를 배웠던 수강생은 30대 여성이었는데, 나이에 비해 피부에 생기가 없고, 그 때문에 스트레스를 많이 받고 있었다. 그 여성에게 요가의 다른 동작도 좋지만, 특히 역자세를 꾸준히 해보라고 권했다. 처음에는 믿지 못하고 의아해했는데, 몇 달 동안 헤드스탠드와 다양한 역자세를 열심히 한 후 오랜만에 만난 지인들에게 피부가 좋아졌고 밝아 보인다는 말을 들었다며 너무 신기하고 놀랍다고 했다.

헤드스탠드와 같은 역자세는 혈액이

머리에 집중되면서 얼굴의 모세 혈관을 자극하여 피부를 생기 있게 하고, 얼굴에 쌓인 노폐물도 제거하여 여드름 등 피부 문제를 개선시킨다.

또 다른 수강생은 40대 여성으로 평생 동안이라는 이야기를 들었는데, 마흔에 접어들면서 급격하게 피부에 탄력이 떨어졌다며 고민이라고 했다. 이 여성에게도 역자세를 추천했다.

역자세는 중력의 흐름을 바꿈으로써 리프팅 효과를 얻을 수 있다. 이 여성도 3개월간 역자세를 열심히 한 후, 피부에 탄력이 생기고, 몸에도 보기 좋게 근육이 잡혔다며 오히려 예전보다 더 젊어진 것 같다고 흡족해했다.

이처럼 특별한 미용 시술을 받지 않아도 생활 속에서 누구나 실천 가능한 피부 관리법이 바로 역자세다.

하체 부종이 사라지고
다리가 날씬해진다

어디 피부뿐일까. 헤드스탠드를 포함한 역자세는 혈액순환을 원활하게 해서 하체 부종을 개선하는 데 큰 효과가 있다.

내게 요가를 배웠던 20대 여성은 저녁만 되면 발이 너무 부어서 아침에 신었던 신발을 구겨 신어야 할 정도로 하체 부종이 심했다. 부기를 빼는 음식도 챙겨먹고, 스트레칭이 좋다는 이야기에 열심히 해봤지만 효과는 그때 잠깐 뿐이었다고 했다. 이 여성에게도 역자세를 추천했는데, 다운독과 같은 하체가 바닥에 닿아 있는 자세보다 헤드스탠드처럼 하체가 천장으로 뻗어 있는

역자세를 꾸준히 하길 권했다.

여성은 요가 수업이 없는 날에도 집에서 틈날 때마다 헤드스탠드와 다양한 역자세를 열심히 했고, 단 몇 주 만에 놀라운 효과를 보았다. 예전에는 스트레칭을 해도 저녁이 되면 다시 다리가 퉁퉁 부어서 힘들었는데, 지금은 퇴근길에도 다리가 불편하지 않아서 너무 좋다고 했다. 또 다리가 붓지 않으니 울퉁불퉁하던 종아리도 매끈해져서 예전에는 안 입던 치마도 즐겨 입는다며 좋아했다.

부종은 신체의 어느 한 부위에 체액이 머물러 있는 것을 말한다. 혈액뿐 아

니라 우리 몸속을 순환하는 림프액과 수분 또한 중력의 영향을 받아 하체에 쌓이기 쉽다. 특히 림프액은 심장처럼 펌프질을 해주는 매개가 없고 림프관 주위의 근육이 이완과 수축을 하면서 흐르기 때문에 나이가 들어서 자연스레 근력이 떨어지거나 운동량이 부족하면 순환이 원활하지 않게 된다. 이렇게 쌓인 림프액과 수분은 일차적으로는 부종을 유발하고, 심하면 몸속의 독소를 밖으로 배출하지 못해서 큰 병까지 불러일으킬 수 있다.

헤드스탠드를 하면 다리에 모여 있던 림프액과 수분이 다리에서 머리 방향으로 흘러 부기가 해소되고 다리도 매끈해진다.

소화불량,
변비가 해결된다

운동량이 적고, 앉아서 생활하는 시간이 많은 현대인들에게 흔한 질환이 있다. 바로 소화불량과 변비다. 스트레스와 잘못된 식습관 등이 원인이 되는 경우도 많지만, 중력 때문에 장기들이 밑으로 처져 하나둘씩 문제를 일으키면서 흔하게 소화불량과 변비를 경험한다.

특히 위장이 아래로 처지는 위하수증이 많이 나타나는데, 위장이 아래로 처지면 그 밑에 있는 대장, 소장, 방광 등을 모두 압박하여 위장 장애가 나타날 수밖에 없다.

헤드스탠드는 몸을 거꾸로 세워서 중력을 거스르는 동작이다. 이 동작을 꾸준히 하면 중력 때문에 밑으로 처진 장기들은 제자리를 찾게 되고, 그러면 저절로 위장 장애도 해결된다.

한 30대 남성은 나를 만나기 전까지 만성 소화불량으로 항상 약을 달고 살았다고 한다. 속이 불편하니 짜증도 잦아지고 마음이 편하지 않아서 지인에게 추천을 받아 요가를 시작하게 된 경우였다.

처음 요가를 시작하고자 할 때는 마음을 좀 편하게 하기 위함이었는데, 헤드스탠드를 하면서 마음 수양은 물론 오랫동안 고생했던 소화불량까지 나아서 요가를 배우길 잘했다며 만족스러워했다.

또 다른 30대 여성도 스트레스를 받으면 바로 위장 장애가 오고, 며칠 동안 화장실을 못 갈 정도로 변비가 심해지는 경우였다. 변비가 심하니 얼굴에도 하루가 멀다 하고 염증성 뾰루지가 나서 고민이 많았다. 요가는 몸매를 관리하고 혈액순환을 원활하게 하기 위해서 시작한 거였는데, 개인적으로 상담을 하다가 이런 고민이 있다는 얘기를 듣고 역자세의 이점에 대해 설명하면서 부지런히 하기를 권했다.

처음에는 근력이 없어서 힘들어했지만 차근차근 근력을 키우면서 연습한 끝에 헤드스탠드를 성공했고, 그 후 헤드스탠드를 지속적으로 한 결과 위장 기능이 개선되어 변비가 사라지고, 얼굴에 뾰루지도 더 이상 나지 않게 됐다.

이처럼 헤드스탠드를 포함한 역자세는 몸속 장기들을 제자리로 원위치시켜서 각종 위장 장애를 해결해준다.

목, 어깨, 허리 통증이
사라진다

코어는 몸의 중심 부위에 있는 근육으로 대표적으로 척추 주변의 허리 근육과 엉덩이, 복부 근육을 말한다. 코어는 몸 전체의 균형을 잡는 데 중요한 역할을 하며, 특히 허리를 지지하는 역할을 해서 코어가 약하면 허리에 통증이 생기고, 척추를 따라서 목과 어깨까지 통증이 잇따라 나타난다.

헤드스탠드는 코어를 단련하는 데 큰 효과가 있다. 헤드스탠드는 다리를 천장으로 차올리지 않고 코어의 힘을 이용해서 천천히 끌어올리기 때문에 코어가 강화되어 몸의 내구성을 향상시킨다. 또한 다리를 천장으로 뻗고 유지하는 완성 동작에서도 균형을 잃지 않기 위해 코어를 계속 사용하여 더욱 강화된다.

한 50대 남성은 허리 통증이 너무 심해서 요가로 몸을 만들고 싶다고 찾아왔다. 첫날 수업 시간에는 간단한 동작을 할 때에도 허리뿐 아니라 등과 어깨, 목까지 통증을 호소했다. 그래서 요가 동작뿐 아니라 기본적인 스트레칭 동작도 힘들어했다. 남성은 평생 운동을 해본 적이 없어서 전신에 근력이 부족했고, 특히 복부와 허리, 엉덩이에는 근육이 거의 없어서 코어가 약한 상태였다.

몸 전체를 이완시키는 스트레칭부터 강도가 낮은 요가 동작을 반복해서 실시했다. 근력이 많이 부족한 상태였기 때문에 무리가 가지 않는 선에서 할 수 있는 동작들을 주로 했고, 조금씩 강도를 높이면서 근력을 키울 수 있는 동작들도 가르쳐주었다. 그리고 어느 정도 동작을 할 수 있게 된 후부터는 코어를 단련하는 데 탁월한 헤드스탠드를 가르쳐주었다.

남성은 처음에는 통증에 대한 두려움 때문에 힘들어했지만, 매일 조금씩 단계를 높여 연습하고 통증이 줄어드는 걸 스스로 느끼면서 헤드스탠드 자체를 즐겼다. 시간이 날 때마다 틈틈이 혼자 연습하고 근력을 키워서 코어 힘이 강해졌고, 시간이 좀 지난 후에는 포어암스탠드나 핸드스탠드도 배우고 싶다며 적극적으로 의견을 내기도 했다.

이처럼 헤드스탠드로 코어를 단련하면 허리 통증을 완화시킬 수 있고, 등과 어깨, 팔의 근력도 키울 수 있다.

머리가 맑아지고
집중력이 향상된다

최근 컴퓨터와 스마트폰을 일상적으로 사용하면서 많은 사람들이 거북목, 일자목 증상을 호소하고 있다. 거북목과 일자목은 두통과 통증을 유발하고, 목뼈의 모양을 변형시켜서 어깨 뒤쪽의 근육을 경직시킨다. 어깨 뒤쪽 근육이 경직되면 뇌 혈류량이 떨어져 머리가 멍해지고, 집중력도 떨어진다. 이러한 문제를 단번에 해결해주는 게 바로 헤드스탠드다.

평상시에 혈액을 머리 쪽으로 보내기 위해서는 상당한 혈압이 필요하지만, 헤드스탠드를 하면 자연스럽게 혈액이 머리 쪽으로 흘러서 뇌 혈류량이 증가한다. 뇌 혈류량이 증가하면 혈액과 함께 이동한 신선한 산소가 뇌에 전달되어 머리가 맑아진다. 그러면 각성 반응이 높아지고, 동시에 운동기능도 빨라져 전반적인 인지 기능이 개선된다. 집중력과 기억력도 향상되며, 두뇌가 활성화된다.

몸이 바로 서면
마음도 바로 선다

국내에서 요가가 인기를 얻기 시작한 건 다이어트와 자세 교정에 효과가 뛰어나기 때문이다. 하지만 요가를 해서 몸이 변하는 것은 일부에 불과하다.

요가는 본래 고대 인도에서부터 심신 단련법으로 전해지며, 자세와 호흡을 가다듬는 훈련과 명상을 통해서 고요한 마음으로 돌아가는 것에 큰 목적을 둔다. 그렇기 때문에 정확한 자세와 호흡을 따르며, 나의 몸 상태에 집중하는 것이 굉장히 중요하다.

요가 중에서도 역동적인 자세에 속하는 헤드스탠드는 더욱 그렇다. 헤드스탠드는 동작을 유지하면서 잠깐이라도 다른 생각을 하면 중심을 잃고 무너지기 쉽다. 특히 초보자는 중심점을 찾는 게 쉽지 않아 헤드스탠드를 하는 동안에는 자세에 집중하느라 다른 생각을 할 틈이 생기지 않는다. 그러면 자연스레 잡념이 사라지고, 온전하게 몸에만 집중하게 되어 마음이 고요해진다.

또한 헤드스탠드에 도전하고 실패하면서 육체적 두려움을 넘어서면 그 과정을 통해 자신감을 얻고 삶에 활기가 생기며, 몸속 순환이 잘 되어 호르몬도 정상적으로 기능해 우울감을 잠재워준다.

헤드스탠드 기본 자세

// 손 모양

헤드스탠드는 깍지를 낀 양손과 팔, 그리고 머리를 바닥에 대고 거꾸로 선 몸을 지탱하는 동작이다. 양손과 팔로 기반을 단단하게 만들어 머리를 지탱해야 목 부상을 예방하고, 올바른 헤드스탠드를 할 수 있다.

손 모양을 만들 때 첫 번째 포인트는 팔꿈치의 위치다. 양쪽 팔꿈치의 위치는 어깨너비와 동일하게 하고, 동작을 하는 동안 팔꿈치의 너비가 벌어지지 않도록 삼두(위팔 뒤쪽에 있는 근육)를 조이는 힘을 유지한다.

두 번째 포인트는 깍지 낀 손의 위치와 모양이다. 어깨너비로 벌린 양쪽 팔꿈치 위치를 유지하며 양손을 깍지 껴서 앞으로 내밀면 삼각형이 만들어진다. 이때 깍지 낀 손은 양손 사이에 컵을 잡고 있는 듯 동그랗게 만들어서 손바닥 전체가 뒤통수를 감싸는 게 아니라 손바닥의 끝(손목과 가까운 부분)이 뒤통수에 닿게 한다. 이렇게 해야 깍지가 단단하게 껴져서 뒤통수를 지탱하고, 중심을 잡는 데 도움을 더 받을 수 있다.

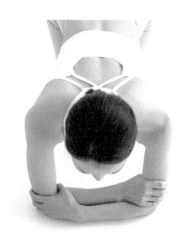

①

양쪽 팔꿈치 바깥쪽을 잡아 어
깨너비로 팔꿈치 위치를 잡는
다.

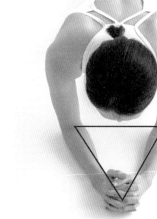

②

어깨너비로 벌린 팔꿈치 위치를
유지하며 양손은 깍지를 낀다.
이때 양쪽 팔꿈치와 깍지 낀 손
이 삼각형 모양이 되도록 한다.

// 머리 위치

바닥에 닿는 머리의 위치는 흔히 말하는 정수리다. 자신의 정수리 위치를 잘 모르겠다면 똑바로 서서 책을 머리 위에 올렸을 때 흔들리지 않고 중심이 잡히는 지점을 찾아보자. 그 지점에서 이마 방향으로 0.5cm 앞쪽이 헤드스탠드를 할 때 바닥에 닿는 정수리 위치다.

헤드스탠드를 처음 할 때 정수리가 아파서 이불, 방석 등을 깔고 하는 경우가 있는데, 바닥이 푹신하면 중심 잡기가 힘들고 목에 힘이 과하게 들어가서 부상 위험이 있다. 너무 아프다면 요가 매트를 2겹으로 접어서 하는 게 좋다.

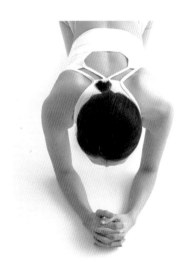

①

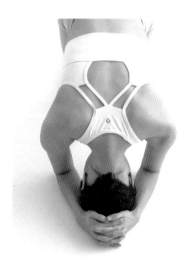

②

// 어깨, 등 모양

손 모양과 머리의 위치를 잘 잡았다면 다리를 바닥에서 들기 직전 자세에 신경 쓰자. 깍지 낀 양손에 뒤통수를 대고 정수리를 바닥에 댄 상태를 측면에서 보았을 때 엉덩이는 천장으로 올라가 있고, 척추는 일직선으로 펴져 있으며 정수리부터 꼬리뼈까지 수직이 되어야 한다.

엉덩이를 천장으로 들어 올릴 때는 복부를 척추 쪽으로 밀어넣는 느낌을 유지한다. 이때 팔꿈치는 바닥을 강하게 눌러 중심이 몸 뒤쪽으로 넘어가지 않도록 유의한다.

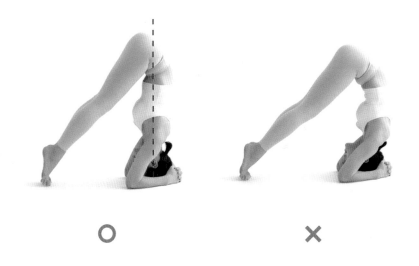

O   ×

// 다리 모양

헤드스탠드를 할 때는 다리를 차올리는 걸 추천하지 않는다. 다양한 역자세* 중에서 헤드스탠드는 정수리가 바닥에 닿아 있는데, 다리를 차올리면 몸이 흔들려서 목 부상이 올 수 있다. 그래서 헤드스탠드를 할 때에는 차올리지 않고, 무릎을 굽혀 천천히 몸통으로 끌어당긴 후 천장으로 뻗는 방법으로 실시한다.

다리를 몸통으로 끌어당길 때는 한쪽 다리의 무릎을 굽혀 허벅지가 가슴에 닿도록 끌어당기고, 발뒤꿈치는 엉덩이 쪽으로 밀어내는 힘을 유지한다. 마치 허벅지와 복부 사이에 귤이 하나 껴 있다고 상상하고, 그 귤을 꾹 짜는 느낌으로 끌어당기면 좀 더 쉽게 이해할 수 있다. 한쪽 다리를 몸통 쪽으로 강하게 당겨오면 반대쪽 다리 발끝은 자연스럽게 가벼워지면서 바닥에서 저절로 뜰 것이다.

---

* 역자세에서 다리를 천장으로 들어 올리는 방법에는 여러 가지가 있다. 무릎을 편 상태에서 두 다리를 동시에 끌어올리기도 하고, 점프를 해서 양쪽 다리를 동시에 천장으로 들어 올리는 방법도 있다. 목 부상 위험이 있는 헤드스탠드를 제외하고 정수리가 바닥에 닿지 않는 포어암스탠드 (p. 184)는 다리를 차올리고, 핸드스탠드(p. 194)는 양쪽 다리를 점프해서 올리는 방법으로 연습해 보자.

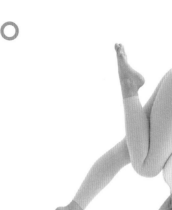

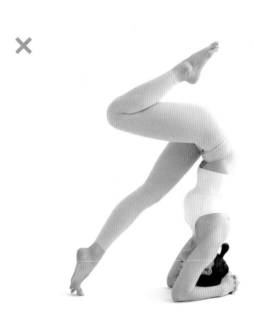

// 허리 모양

다리를 천장으로 뻗었을 때 잘못된 자세를 '바나나보디(banana-body)'라고 부른다. 측면에서 봤을 때 다리가 몸통 뒤쪽으로 넘어가 휘어진 상태를 말한다. 보통 역자세를 할 때 복부의 힘을 제대로 사용하지 못하면 허리가 무너져 이런 자세를 취하게 된다. 헤드스탠드를 할 때 복부를 척추 쪽으로 밀어넣는 힘을 유지해야 허리가 꺾이지 않고, 경추와 척추에 불필요한 압력이 가지 않는다.

잘못된 자세는 허리와 목에 통증을 유발시키고, 헤드스탠드를 하면 생기는 이점들 대신 오히려 몸에 나쁜 영향을 끼치므로 허리 모양에 특히 신경 써서 동작을 해야 한다. 올바른 자세는 다리를 천장으로 끌어올렸을 때 복부를 조이듯 힘을 줘서 몸통을 평평하게 만들고, 허벅지 안쪽 근육과 괄약근, 다리를 천장으로 뻗는 발끝의 힘까지 사용해서 고정한다.

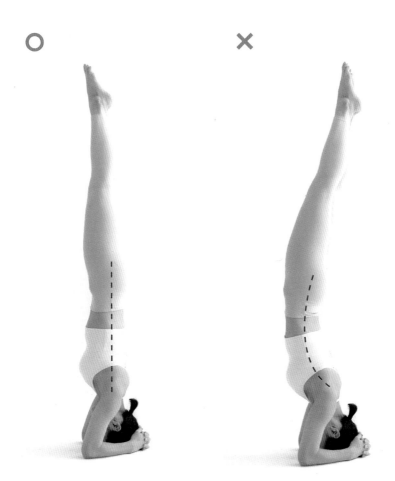

5
5

// 호흡법

요가에서 호흡은 굉장히 중요하다. 요가원에서 흔히 배우는 빈야사나 아쉬탕가 요가는 우짜이 호흡이라는 호흡법을 쓴다. 초보자는 헤드스탠드와 호흡을 동시에 하는 게 쉽지 않으므로 헤드스탠드를 하기 전에 우짜이 호흡법을 익혀두면 좋다.

먼저 편하게 앉아서 코로 천천히 숨을 들이마신다. 숨을 내쉴 때는 자연스럽게 입을 벌려 얕게 "하아~" 소리를 내며 뱉는다. 이 방법을 몇 차례 연습해서 편해지면 입이 아닌 코로 숨을 내쉰다. 들이마시는 숨과 내쉬는 숨의 길이는 같고, 얕은 숨소리가 동일하게 나도록 호흡한다. 이 호흡법은 몸의 긴장감을 해소시키고 마음에 안정을 주어 요가 동작을 더욱 견고하게 만든다.

정수리는 바닥에 대고 엉덩이를 들어 올리면서 숨을 내쉬고, 들이마시는 호흡에 무릎을 접어 천천히 끌어당겨 올린다. 그리고 다시 내쉬면서 동작을 완성하고 자세를 유지하며 깊은 호흡을 이어간다.

// 유지 시간

시간은 처음부터 욕심내지 않고 조금씩 늘리는 게 좋다. 헤드스탠드 동작을 유지하면서 처음에는 3회 정도 천천히 호흡하고, 다음에는 5회, 10회 이런 식으로 호흡 횟수를 늘려가면서 안정이 되면 나중에는 자신의 컨디션과 체력에 따라 10분 정도 해주면 좋다.

헤드스탠드 플러스 동작

헤드스탠드를 포함해서 역자세를 한 후에는 몸을 이완하는 휴식 동작이 필요하다. 혈액이 머리 쪽으로 집중된 상태에서 갑자기 일어서면 어지러울 수 있기 때문에 헤드스탠드를 한 후에는 플러스 동작인 아기자세를 꼭 실시한다.

이 동작은 척추를 편안한 상태로 만들어주고, 온몸의 긴장과 특히 등, 어깨를 이완시키는 데 탁월하다. 그래서 PART 2 '헤드스탠드 챌린지 4주 프로그램'에서는 헤드스탠드 본 동작을 한 후에 반드시 실시하도록 구성되어 있다. PART 3에서는 역자세 동작 후 플러스 동작으로 표기하지 않았으나 잊지 말고 꼭 함께 실시하자.

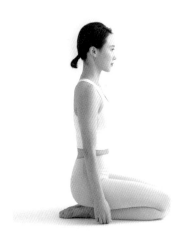

① 무릎을 꿇고 앉는다.

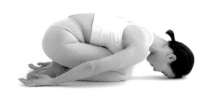

② 상체를 숙여 이마를 바닥에 붙인다. 양손은 발 옆에 편하게 두고 눈을 감고 10회 호흡한다.

헤드스탠드 주의사항

'과유불급'이라는 말이 있다. "지나친 것은 미치지 못한 것과 같다"는 뜻이다. 운동도 마찬가지다. 역자세는 장점이 많지만, 자신의 몸 상태에 맞지 않게 과하게 하면 오히려 위험할 수 있어서 주의가 필요하다. 특히 역자세는 동작의 특성상 부상 위험이 많기 때문에 더욱 조심해야 한다.

헤드스탠드를 포함한 모든 역자세는 말 그대로 몸을 거꾸로 세우는 것이므로 혈액이 머리로 집중된다. 그래서 혈압이 지나치게 높거나, 최근에 눈 수술을 했거나 눈에 이상 증세가 있어서 주의가 필요한 경우는 피하는 게 좋다. 여성은 생리 기간에는 오랜 시간 하지 않아야 하고, 임신 중에도 특별히 도움되는 동작이 아니기 때문에 권하지 않는다. 단, 임신 전 역자세를 안정감 있게 꾸준히 해왔다면 임신 초기와 후기를 제외한 기간에 짧게 하는 정도는 괜찮다.

또한 골다공증이나 관절염이 심한 경우도 부상 위험이 클 수 있기 때문에 하지 않는 게 좋다. 척추 질환이 있거나 경추의 압박으로 목 디스크가 있는 사람도 불필요한 압력이 갈 수 있으므로 권하지 않는다.

두려움이 심한 경우는 처음부터 무리하게 완성 동작을 목표로 하기보다는 안전하게 넘어지는 연습을 먼저 하는 게 부상 위험을 줄일 수 있다. 초보자라면 처음에 역자세를 할 때 중심점을 찾지 못해서 넘어질 수밖에 없다. 이때 안전하게 넘어져야 부상이 없다.

헤드스탠드를 포함한 역자세를 처음 할 때는 벽의 도움을 받아서 균형 잡는 감각을 먼저 익히고, 어느 정도 균형이 잡힌 후에는 벽에서 떨어져 침대나 소파 앞에서 연습해야 한다. 그래야 몸에 약간의 긴장이 더해져 중심을 더 빨리 잡을 수 있게 된다.

침대, 소파 앞에서 연습할 때 균형을 잃어 넘어질 것 같으면 무릎을 굽혀 발바닥이 침대, 소파 위로 떨어지도록 넘어지는 연습을 한다. 이렇게 넘어지는 연습을 충분히 한 후 방 중앙으로 자리를 옮겨서 담요나 쿠션을 깔고 그 앞에서 넘어지는 연습을 한다. 이때 담요, 쿠션은 온전히 등을 보호하기 위함이므로 넘어졌을 때 등이 닿는 위치까지만 깐다. 더 넓게 깔 경우 발이 담요, 쿠션에 떨어지면서 미끄러져 큰 부상으로 이어질 수 있다. 안전하게 잘 넘어지는 방법을 터득하면 두려움이 사라지고, 벽 없이 헤드스탠드를 할 수 있을 것이다.

이 책에서는 목표 설정을 위해 헤드스탠드를 4주 완성 프로그램으로 구성해놓았지만, 이는 도전하고자 하는 이들에게 가이드를 제시하는 것일 뿐이다. 헤드스탠드뿐 아니라 모든 운동은 자신의 몸 상태와 컨디션에 따라 조절

하여 실시하는 게 좋다. 특히 헤드스탠드는 부상 위험이 있으므로 더욱 조심해야 한다.

1주차에 실시하는 부가 동작과 본 동작을 능숙하게 하지 못했다면 무리하게 2주차로 넘어가지 말고, 1주차 동작을 일주일 더 하는 게 좋다. 그래야 안전하고, 2주차로 넘어갔을 때도 올바른 자세를 유지할 수 있다. 완성 동작을 성공하는 것보다 더 중요한 것은 부상 없이 안전하게 하는 것임을 잊어서는 안 된다.

헤드스탠드 Q&A

Q 헤드스탠드는 매일 해도 될까?

A 요가 경전에 따르면 "머리서기를 하루에 3시간 동안 수련한 사람은 시간을 정복할 수 있다", "6개월을 지속하면 주름과 백발이 없어진다"라는 말이 있다. 그만큼 헤드스탠드를 하면 몸에 좋다는 뜻이다. 일주일에 한두 번 길게 수련하는 것보다 매일 10분씩 수련하는 것을 권장한다.

Q 도무지 다리가 바닥에서 뜨지 않으면 어떻게 해야 할까?

A 초보자가 헤드스탠드를 할 때 가장 어려워하는 단계다. 헤드스탠드는 목 부상 위험이 있기 때문에 다리를 천천히 끌어올려야 하는데, 코어와 하체 유연성이 부족하면 끌어올리기가 쉽지 않다. 이럴 땐 발밑에 책이나 블록을 높게 쌓아 다리의 높이를 올려보자. 다리가 높으면 높을수록 가슴 쪽으로 끌어당기는 게 수월해진다. 처음에는 높게 쌓아서 한 다리씩 몸통으로 가져와 중심 잡는 연습을 하고, 조금씩 높이를 낮춰가면서 연습하자.

Q 자세가 불안정하고 틀어져도 계속 하는 것이 좋을까?

A 헤드스탠드는 몸에 아주 좋은 운동이지만, 잘못된 자세로 할 경우 오히려 해가 된다. 특히 근력이 부족하고 평소 운동량이 많지 않은 사람이 잘못된 자세로 헤드스탠드를 하는 경우가 많은데, 조금만 삐끗해도 부상 위험이 크기 때문에 주의해야 한다. 이 책에서는 그러한 사람들을 위해 헤드스탠드 동작을 하기 전에 몸을 이완시키는 전 스트레칭과 기본 근력을 키워주는 부가 동작을 넣어서 프로그램을 구성하였다. 자신의 몸 상태에 따라 스트레칭과 부가 동작을 꼭 실시한 후에 헤드스탠드에 도전하자.

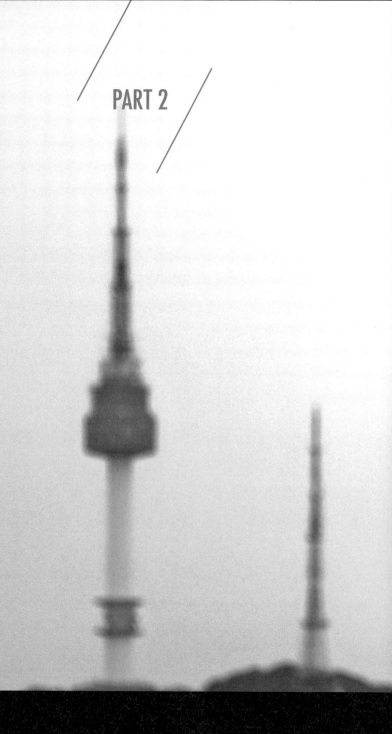

PART 2

누구나 거꾸로 설 수 있다

헤드스탠드 챌린지
4주 프로그램

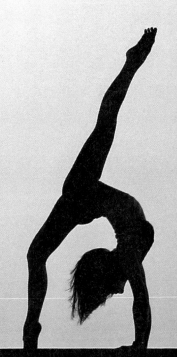

헤드스탠드 챌린지 4주 프로그램에
지금 바로 도전하자!

'헤드스탠드 챌린지 4주 프로그램'은 토대를 다지는 동작부터 시작해서 전신을 사용하는 동작까지 발전시켜 단기간에 안전하고 올바른 자세로 헤드스탠드를 할 수 있는 프로그램이다. 이 프로그램은 일주일 단위로 부위별 운동을 실시한다.

1주차는 헤드스탠드에서 가장 중요한 어깨와 팔을 포함한 상체 전체를 강화시키는 단계다. 헤드스탠드를 일직선으로 곧게 뻗은 건물에 비유하면 상체를 강화시키는 것은 마치 건물을 짓기 전 견고한 지반을 다지는 것과 같다. 헤드스탠드는 팔과 어깨를 바른 위치에 두어 안정된 기반을 만든 후 그 위에 몸을 쌓는 것이다. 그래서 가장 먼저 부상 방지를 위한 목, 어깨 스트레칭을 시작으로 팔과 어깨 근력을 키워주는 부가 동작이 있고, 헤드스탠드의 기초가 되는 곧은 상체를 만드는 본 동작과 어깨 스트레칭으로 구성돼 있다.

기반을 다졌다면 이제 뼈대를 만들 차례다. 2주차는 헤드스탠드에서 뼈대라 할 수 있는 코어를 강화시키는 단계다. 등과 허리를 부드럽게 풀어주는 스트레칭을 시작으로 코어를 강화시키고 복부 비만도 예방해주는 부가 동작, 헤드스탠드를 본격적으로 시작하기 전에 연습하면 좋은 벽을 이용한 본 동작과 척추 스트레칭으로 구성돼 있다.

뼈대까지 튼튼하게 만들어졌다면 이제 벽돌을 차곡차곡 쌓아보자. 3주차는 밸런스 동작으로 전신의 균형 감각을 강화시키는 단계다. 몸의 뒷면 전체를 늘이는 스트레칭을 시작으로 균형 감각을 향상시키는 부가 동작, 헤드스탠드 단계에서 가장 중요한 다리를 천천히 끌어 올려 중심을 잡는 본 동작과 등과 가슴을 풀어주는 스트레칭으로 구성돼 있다.

마지막 4주차는 힘들게 쌓아 올린 빌딩이 무너지지 않도록 견고함을 더하는 단계다. 전신 근력을 강화시키기 전 온몸을 풀어주는 전신 스트레칭을 시작으로 상하체를 동시에 강화시키는 강도 높은 부가 동작, 헤드스탠드의 완성 동작인 다리를 천장으로 뻗어 중심을 잡는 본 동작과 몸을 완전히 풀어주는 이완 동작으로 구성돼 있다.

이 책에서 소개하는 '헤드스탠드 챌린지 4주 프로그램'만 차근차근 따라 한다면 운동신경이 없어도, 몸이 뻣뻣해도 누구나 헤드스탠드를 할 수 있다. 지금부터 시작해보자.

※ PART 2, PART 3에서 소개하는 역자세를 할 때 들어 올리는 다리의 순서는 따로 명시하지 않았다. 본인이 느꼈을 때 편한 다리 쪽으로 먼저 실시하면 된다.

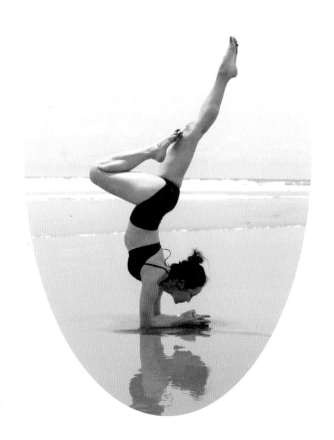

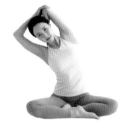

STEP 1 ≫ 전 스트레칭

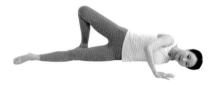

STEP 4 ≫ 후 스트레칭

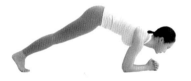

STEP 2 ≫ 부가 동작

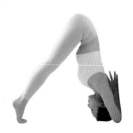

STEP 3 ≫ 본 동작

목 & 어깨 스트레칭

헤드스탠드는 어깨에 무게가 많이 실리는 동작이다. 어깨와 목의 근육은 연결되어 있기 때문에 헤드스탠드를 시작하기 전 부상 방지를 위해서 반드시 어깨는 물론 목 스트레칭도 함께해야 한다.

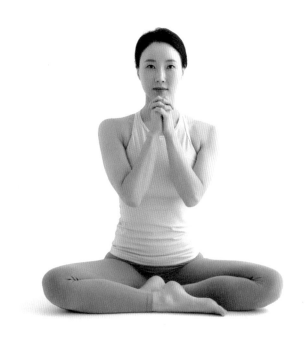

①

양손을 모아 깍지를 낀 다음 엄지손가락을 펴서 턱 밑에 댄다.

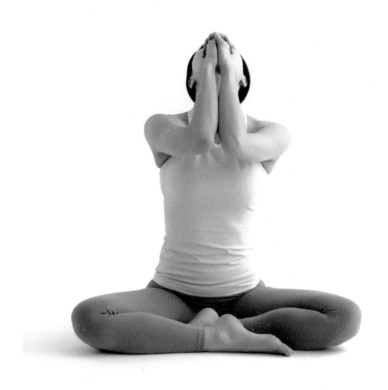

②

숨을 내쉬면서 양손을 그대로 들어 올려 고개를 뒤로 젖힌다. 천장
을 바라보며 천천히 3회 호흡한다.

tip. 고개를 올릴 때 양쪽 팔꿈치를 앞쪽으로 모아서 붙인다.

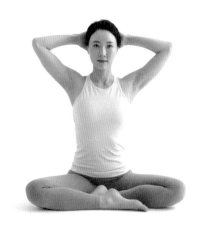

③

양손을 모아 깍지를 낀 다음 뒤
통수에 댄다.

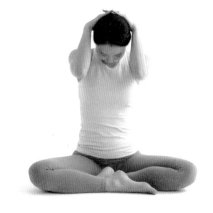

④

숨을 내쉬면서 양손을 아래쪽
으로 눌러 고개를 숙인다. 턱을
가슴과 가깝게 하며 천천히 3회
호흡한다.

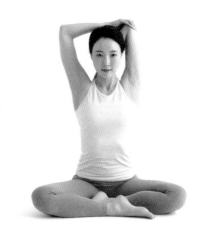

 왼팔을 머리 위로 들어 팔꿈치
를 접고, 오른손으로 왼쪽 팔꿈
치를 잡는다.

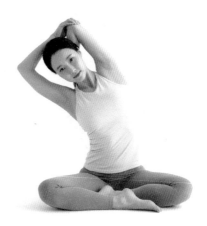

⑥ 숨을 내쉬면서 상체를 천천히
오른쪽으로 기울인다. 3회 호흡
한 후 반대쪽도 동일하게 실시
한다.

tip. 몸을 기울일 때 엉덩이가 바닥에
서 뜨지 않도록 유의한다.

상체 강화하기

부가 동작

헤드스탠드의 기본은 팔과 어깨 근력을 키우는 것이다. 팔과 어깨는 물론이고 상체 근력을 전체적으로 강화시키고, 굽은 어깨와 둥글게 말린 등, 허리를 곧게 펴주는 동작으로 상체를 단련하자.

/ 팔&어깨 강화하기

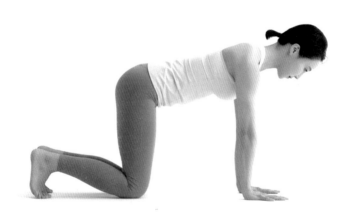

①

양손과 무릎을 바닥에 대고 엎드려 기어가는 자세를 한다. 팔과 허벅지는 바닥과 수직이 되도록 하고 발끝은 세운다.

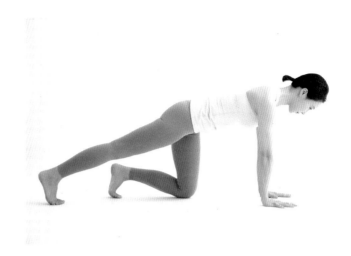

②

숨을 내쉬면서 한 발씩 뒤로 보내 다리를 편다.

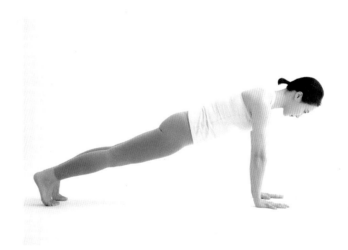

③

양쪽 다리를 모두 펴서 정수리부터 발뒤꿈치까지 일직선이 되도록
하고, 손바닥은 바닥을 강하게 밀어낸다. 시선은 바닥을 바라보며 천
천히 10회 호흡한다.

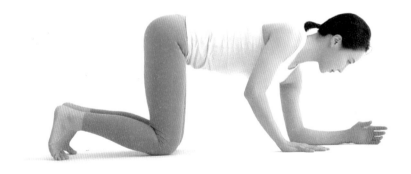

④
무릎을 굽혀 엎드리고, 한 팔씩 팔꿈치를 굽혀 바닥에 댄다.

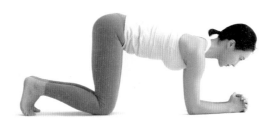

⑤
양손은 깍지를 낀다.

tip. 양쪽 팔꿈치가 어깨너비보다 넓어지지 않도록 한다.

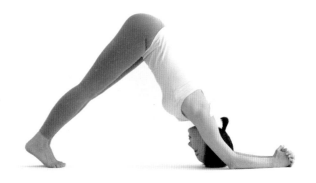

⑥
숨을 내쉬면서 엉덩이를 천장으로 들어 올리며 두 무릎을 편다. 팔
꿈치부터 꼬리뼈까지 일직선이 되도록 하고, 시선은 발끝을 바라보
며 천천히 10회 호흡한다.

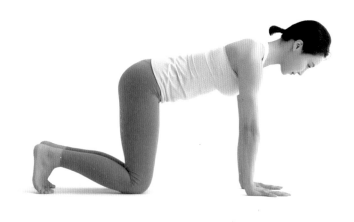

①

양손과 무릎을 바닥에 대고 엎드려 기어가는 자세를 한다. 팔과 허벅지는 바닥과 수직이 되도록 하고 발끝은 세운다.

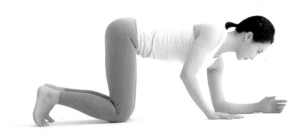

②
한 팔씩 팔꿈치를 굽혀 바닥에 댄다.

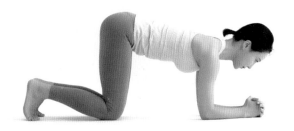

③
양손은 깍지를 낀다.

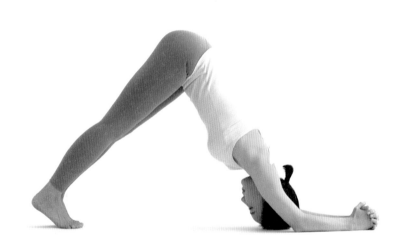

④
숨을 내쉬면서 엉덩이를 천장으로 들어 올리며 두 무릎을 편다. 팔
꿈치부터 꼬리뼈까지 일직선이 되도록 한다.

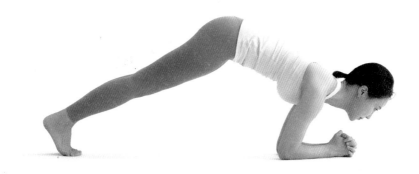

⑤
숨을 들이마시면서 턱을 들어 몸의 중심을 어깨 앞쪽으로 최대한
이동한다. 숨을 내쉬면서 다시 ④번 동작으로 돌아간다. ④~⑤번
동작을 5회 반복한다.

헤드스탠드 1주차 챌린지

헤드스탠드를 처음 하는 사람들은 몸이 거꾸로 되었을 때 얼굴과 목, 그리고 어깨에 긴장을 풀지 못해 호흡하는 것을 힘들어한다. 1주차에서는 헤드스탠드를 시작하기에 앞서 가장 중요한 열린 어깨와 반듯한 척추를 만들고, 머리 쪽으로 혈액이 집중되는 상태에서 호흡을 편하게 하는 것부터 연습한다.

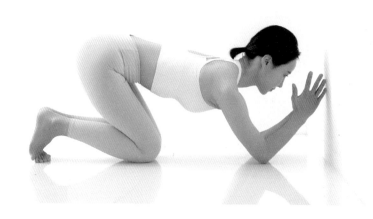

①

벽을 마주 보고 무릎을 꿇고 앉는다. 손바닥을 서로 붙이고 양쪽 팔 꿈치는 머리가 들어갈 정도의 너비로 벌린다.

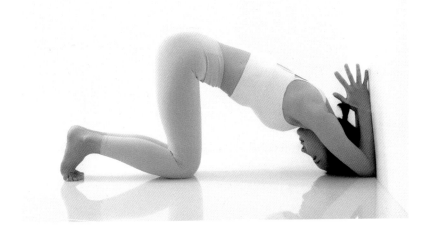

②
팔꿈치부터 손날까지 벽에 붙이고, 머리는 양쪽 팔꿈치 사이에 넣는다.

tip. ②~④번 동작까지 머리는 바닥에 대지 않는다.

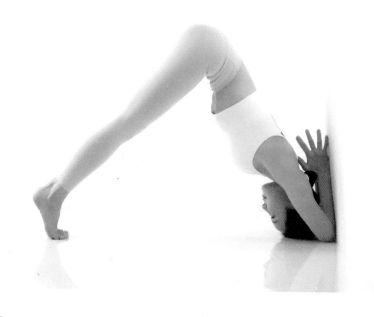

③

팔꿈치로 바닥을 강하게 지탱하고, 숨을 내쉬면서 엉덩이를 천장으
로 들어 올린다.

tip. 팔꿈치부터 꼬리뼈까지 일직선이 되도록 한다.

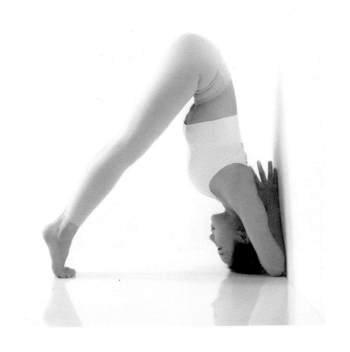

④

③번 동작에서 조금씩 발을 앞으로 걸어와 얼굴과 가깝게 한다. 천
천히 깊게 10회 호흡한다.

tip. 호흡 중 어지럽거나 속이 매슥거리는 경우 바로 중단한다.

STEP 3+

이완하기

본 동작 플러스

헤드스탠드와 짝꿍 동작인 아기자세다. 척추를 편안한 상태로 만들어주고, 온몸의 긴장을 풀어준다. 특히 등, 어깨를 이완시키는 데 탁월하여 헤드스탠드를 한 후에 반드시 실시한다.

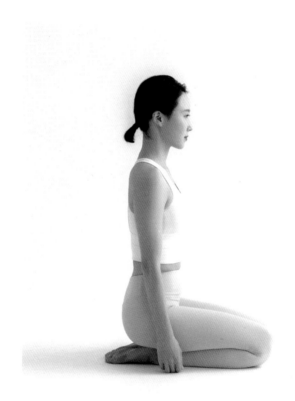

①
무릎을 꿇고 앉는다.

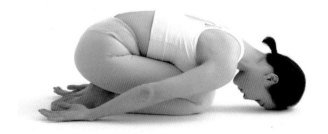

②

상체를 숙여 이마를 바닥에 붙인다. 양손은 발 옆에 편하게 두고 눈을 감고 10회 호흡한다.

어깨 스트레칭

헤드스탠드에서 중요한 어깨를 강화시키는 동작들을 실시했다. 평소
에 잘 쓰지 않는 근육을 사용했으니, 운동 후 스트레칭도 절대 잊지
말자. 이 동작은 어깨와 가슴을 활짝 펴서 굽은 어깨를 교정하고, 뭉
친 어깨 근육을 풀어주므로 틈틈이 시행하면 좋다.

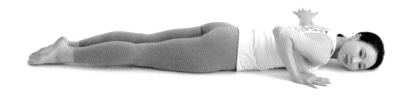

①

바닥에 엎드려 고개를 오른쪽으로 돌린다. 왼팔은 어깨높이로 옆으
로 뻗고, 오른손은 가슴 옆 바닥을 짚는다.

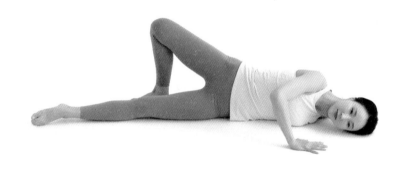

②
숨을 내쉬면서 오른손으로 바닥을 밀어내고, 오른쪽 무릎을 굽혀
발바닥을 왼쪽 무릎 뒤쪽에 놓는다. 이때 몸 전체를 측면으로 열어
준다는 느낌으로 바닥을 밀어낸다. 천천히 5회 호흡한 후 반대쪽도
동일하게 실시한다.

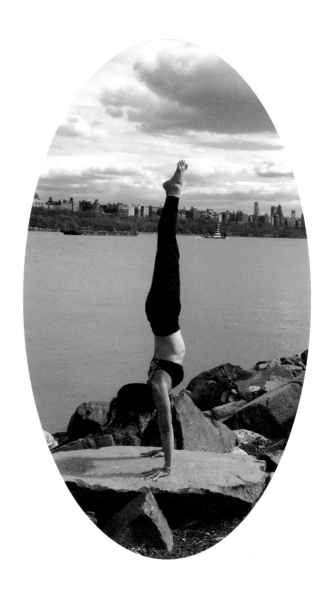

코어를 강화하는

2주차 챌린지

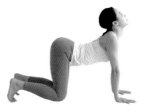

STEP 1 >> 전 스트레칭

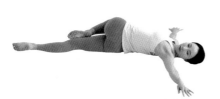

STEP 4 >> 후 스트레칭

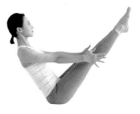

STEP 2 >> 부가 동작

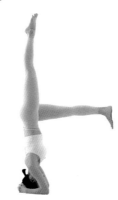

STEP 3 >> 본 동작

등 & 허리 스트레칭

허리와 등을 부드럽게 이완시키는 동작으로 목과 어깨, 척추를 유연
하고 탄력 있게 만들어준다.

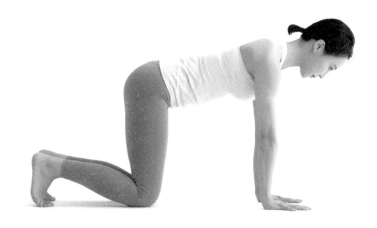

①

양손과 무릎을 바닥에 대고 엎드려 기어가는 자세를 한다. 팔과 허
벅지는 바닥과 수직이 되도록 하고 발끝은 세운다.

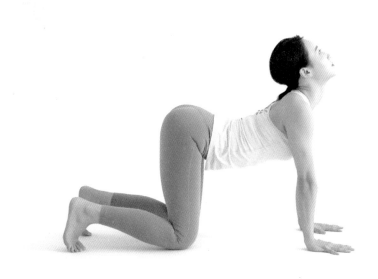

② 숨을 들이마시면서 등을 오목하게 만들고, 고개를 위로 젖혀 시선
은 천장을 바라본다.

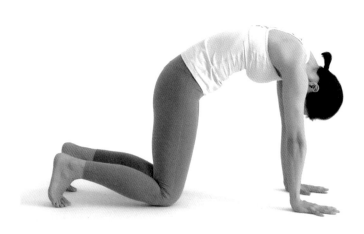

③
숨을 내쉬면서 턱을 가슴 쪽으로 당겨 등을 둥글게 말고, 시선은 배
꼽을 바라본다. ②~③번 동작을 5회 반복한다.

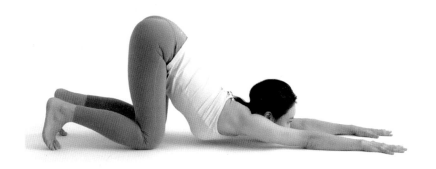

④

숨을 내쉬면서 팔을 앞으로 뻗어 턱과 가슴이 바닥에 닿도록 엎드
린다. 시선은 손끝을 바라보며 천천히 5회 호흡한다.

tip. 가슴이 바닥에 닿지 않는다면 팔을 앞으로 더 뻗어서 바닥에 가슴을 최대한
가깝게 한다.

코어 강화하기

코어는 상체를 바로 서게 하고, 요추가 무너지지 않도록 안정화시키
는 근육으로 헤드스탠드를 할 때 반드시 필요하다. 이 동작들은 코어
를 강화시키는 효과가 있고, 복부 비만을 개선하는 데 탁월하여 매끈
한 복부를 만들어준다.

/ 복부&허리 강화하기 1

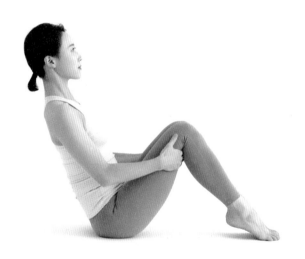

①

바닥에 앉아 무릎을 굽혀 세운다. 상체는 곧게 펴서 뒤로 살짝 기울
이고 양손은 무릎 뒤를 받친다.

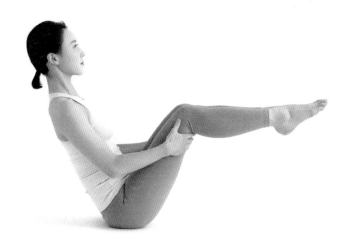

②

숨을 내쉬면서 한 발씩 90도로 들어 올린다. 시선은 정면을 바라보며 천천히 3회 호흡한다.

tip. 다리를 올릴 때 등과 어깨가 둥글게 말리지 않도록 유의한다.

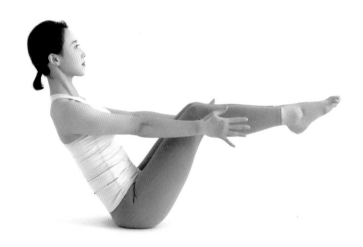

③
숨을 내쉬면서 무릎 뒤를 받치고 있는 양손을 천천히 떼어 바닥과
평행이 되도록 앞으로 뻗는다.

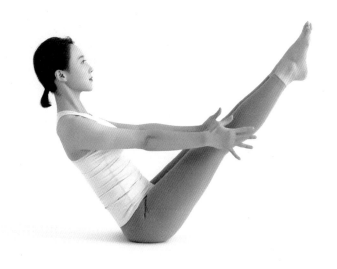

④
숨을 내쉬면서 무릎을 펴 다리를 위쪽으로 뻗는다. 시선은 정면을
바라보며 천천히 5회 호흡한다.
tip. 다리를 펴면서 허리가 굽으면 무릎을 굽힌 상태로 호흡한다.

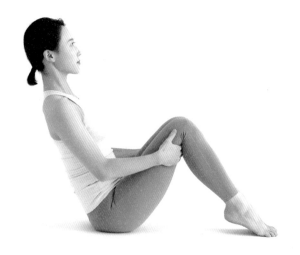

①
바닥에 앉아 무릎을 굽혀 세운다. 상체는 곧게 펴서 뒤로 살짝 기울
이고 양손은 무릎 뒤를 받친다.

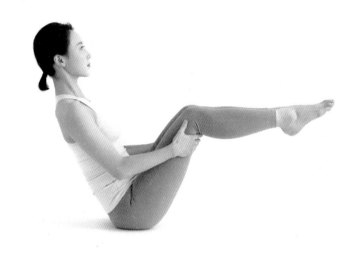

②
숨을 내쉬면서 한 발씩 90도로 들어 올린다.

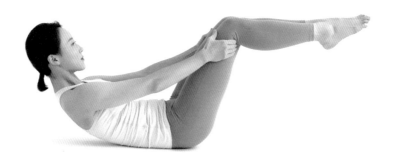

③

숨을 내쉬면서 꼬리뼈부터 척추뼈까지 순서대로 바닥에 닿도록 천
천히 상체를 내린다. 등 중간 지점까지 바닥에 닿으면 멈춘 후 천천
히 3회 호흡한다.

tip. 목과 어깨에 힘이 과하게 들어가지 않도록 유의한다.

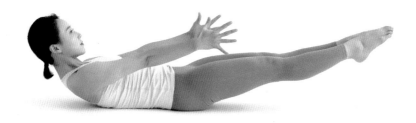

④

숨을 내쉬면서 무릎 뒤를 받치고 있는 양손을 떼어 앞으로 뻗고, 무
릎을 펴서 다리를 뻗는다. 시선은 정면을 바라보며 천천히 5회 호흡
한다.

헤드스탠드 2주차 챌린지

본격적으로 헤드스탠드를 시작해보자. 헤드스탠드를 처음 시작할 때
가장 유념해야 할 것은 안전이다. 벽을 이용하면 부상 위험을 줄일 수
있으므로, 역자세가 익숙해질 때까지 벽을 이용하자.

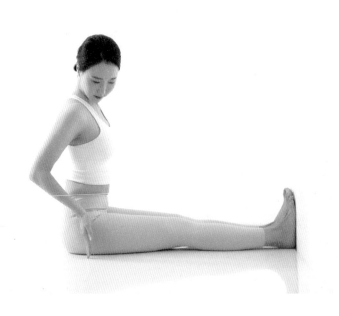

①

벽에 발바닥을 대고 다리를 쭉 펴고 앉는다. 좌골뼈가 닿는 지점을
표시해서 다리 길이를 잰다.

tip. 다리 길이를 재는 이유는 벽을 이용해 몸을 거꾸로 90도로 세웠을 때, 정수
리부터 좌골뼈까지 수직이 되어야 하기 때문이다.

(좌골뼈 : 앉았을 때 바닥에 닿는 엉덩이 뼈)

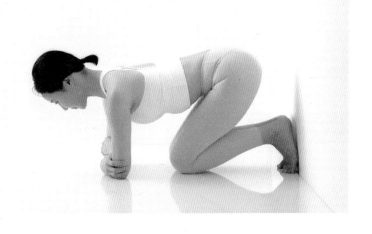

②

벽을 등지고 돌아서서 엎드린 후 양쪽 팔꿈치 바깥쪽을 잡아 어깨
너비로 팔꿈치 위치를 잡는다.

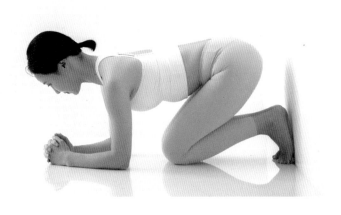

③
어깨너비로 맞춘 팔꿈치 위치를 유지하며 양손은 깍지를 껴서 삼각
형을 만든다. 이때 ①번에서 표시한 좌골뼈 지점이 깍지 낀 손 중앙에
올 수 있도록 한다.

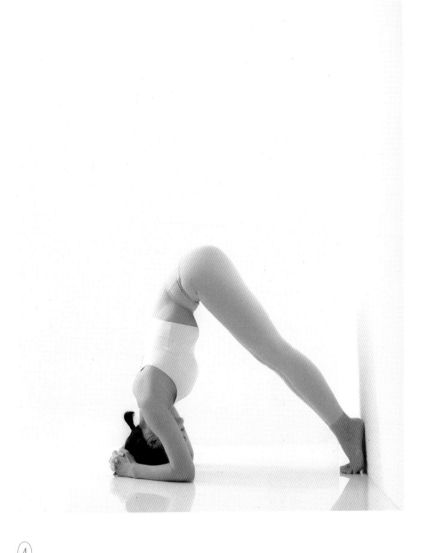

④
머리를 숙여 깍지 낀 양손에 뒤통수를 대고 정수리는 바닥에 댄다.
숨을 내쉬면서 엉덩이를 천장으로 들어 올린다.

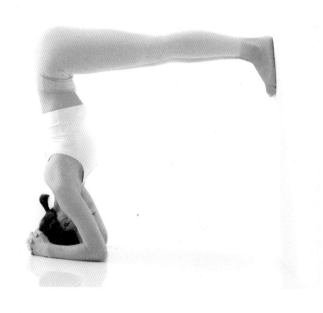

(5)

숨을 들이마시면서 발바닥으로 벽을 밀어내듯이 한 발씩 벽을 타고
90도까지 올라간다. 자세를 유지하며 천천히 깊게 5회 호흡한다.

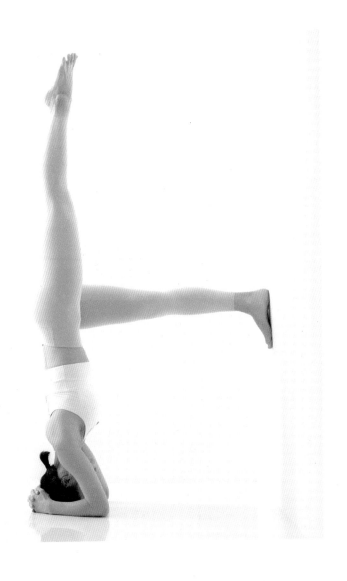

(6)

한쪽 다리를 천장으로 뻗는다. 이때 복부에 힘을 주어 다리가 뒤로 넘어가지 않도록 한다. 자세를 유지하며 천천히 깊게 3회 호흡한 후, 다리를 바꿔서 3회 호흡한다.

이완하기

헤드스탠드와 짝꿍 동작인 아기자세다. 척추를 편안한 상태로 만들어주고, 온몸의 긴장을 풀어준다. 특히 등, 어깨를 이완시키는 데 탁월하여 헤드스탠드를 한 후에 반드시 실시한다.

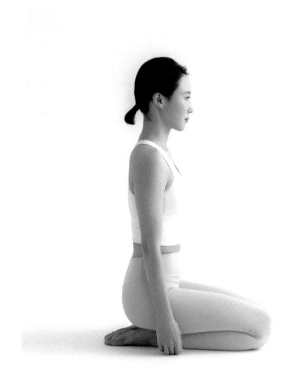

①
무릎을 꿇고 앉는다.

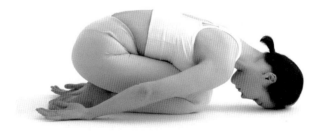

상체를 숙여 이마를 바닥에 붙인다. 양손은 발 옆에 편하게 두고 눈
을 감고 10회 호흡한다.

척추 스트레칭

척추와 목을 유연하게 하고 강화시킨다. 틀어진 척추와 골반을 교정
하고 과한 운동 후 무리가 온 어깨와 허리, 등과 복부를 이완시킨다.

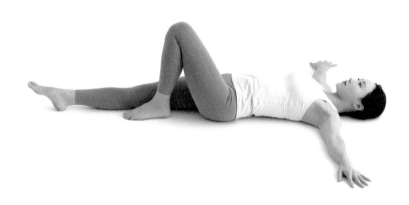

①
등을 바닥에 대고 누워 양팔은 어깨높이로 옆으로 뻗고, 왼쪽 무릎
은 굽혀 세운다.

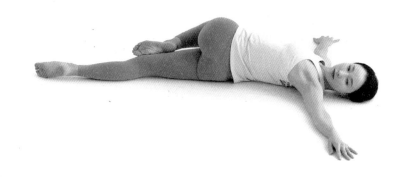

②

숨을 내쉬면서 왼쪽 무릎을 오른쪽으로 넘기고, 시선은 왼쪽을 바라본다. 천천히 5회 호흡한 후 반대쪽도 동일하게 실시한다.

tip. 다리를 반대쪽으로 넘길 때는 양쪽 어깨가 바닥에서 떨어지지 않게 붙인다.

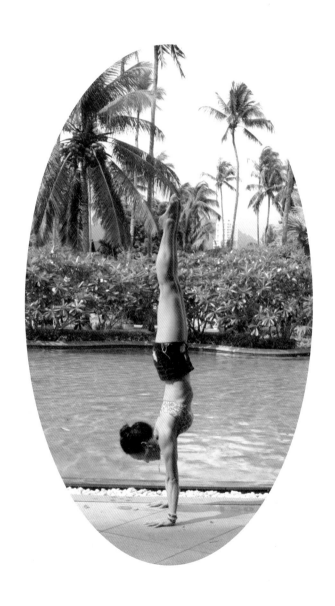

밸런스를 강화하는

3
주
차

챌
린
지

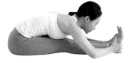

STEP 1 » 전 스트레칭

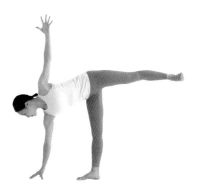

STEP 2 » 부가 동작

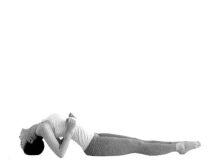

STEP 4 » 후 스트레칭

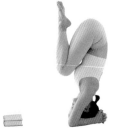

STEP 3 » 본 동작

전신 뒷면 스트레칭

몸의 뒷면 전체를 늘이는 동작이다. 등, 허리, 허벅지, 종아리까지 이완
된다. 이 동작을 꾸준히 연습해서 뒷면이 유연해지면 엉덩이를 천장으
로 더 높게 들어 올릴 수 있어서 헤드스탠드를 할 때 큰 도움이 된다.

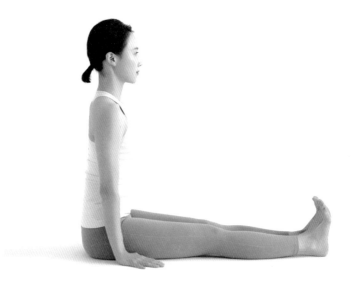

①

다리를 모아서 앞으로 쭉 뻗고 앉는다. 발뒤꿈치는 앞으로 밀어내
고, 발끝은 몸통 쪽으로 당긴다.

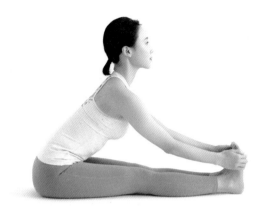

②

팔을 뻗어 발끝을 잡는다.

tip. 등이 말리면 발목을 잡는다.

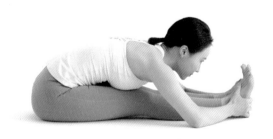

③

숨을 내쉬면서 천천히 상체를 숙이고, 팔꿈치는 다리 양옆 바닥에
댄다. 천천히 5회 호흡한다.

tip. 상체를 숙일 때 등이 둥글게 말리지 않도록 유의한다.

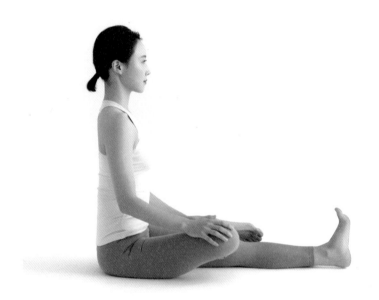

④

왼쪽 다리는 앞으로 쭉 뻗고, 오른쪽 다리는 접어 왼쪽 무릎 위에 올리고 앉는다. 왼쪽 발끝은 몸통 쪽으로 당긴다.

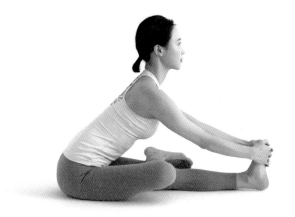

⑤
팔을 뻗어 왼쪽 발끝을 잡는다.

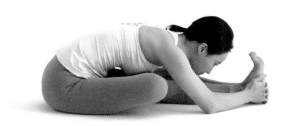

⑥
숨을 내쉬면서 천천히 상체를 숙이고, 팔꿈치는 다리 양옆 바닥에
댄다. 천천히 5회 호흡한 후 ④~⑥번까지 반대쪽도 동일하게 실시
한다.

부가 동작

밸런스 강화하기

헤드스탠드를 안전하고 완벽하게 하기 위해서는 강하고 곧은 상체와
함께 균형 감각을 기르는 게 중요하다. 척추기립근과 복직근을 단련하
면 등과 허리, 복부가 강화되어 곧은 상체를 만들 수 있고, 한쪽 다리로
서는 동작을 하면 균형 감각을 향상시킬 수 있다.

/ 등&다리
  강화하기

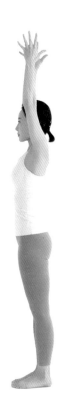

①

다리는 붙이고, 양손은 머리 위로 뻗는다.

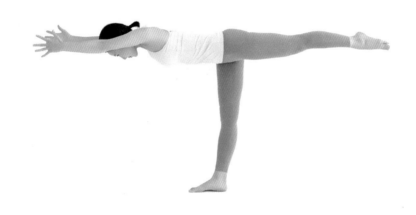

②

숨을 내쉬면서 천천히 상체를 숙이고 동시에 한쪽 다리를 뒤로 뻗
는다. 시선은 바닥을 바라보며 천천히 5회 호흡한 후 반대쪽도 동일
하게 실시한다.

tip. 옆에서 보았을 때 손끝부터 발끝까지 일직선이 되도록 한다.

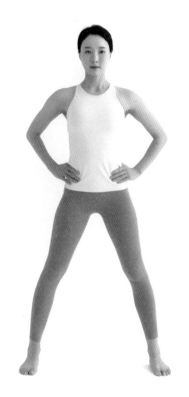

①

다리는 어깨너비보다 넓게 벌린다.

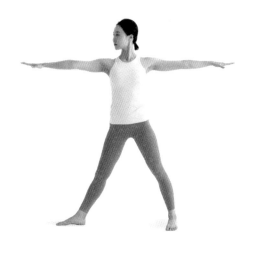

②
양팔은 양옆으로 어깨높이로 뻗
는다. 오른발은 오른쪽으로 90
도, 왼발은 오른쪽으로 45도 돌
린다.

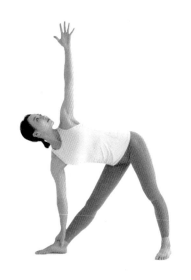

③
숨을 내쉬면서 오른발 쪽으로
상체를 기울여 오른손은 발목을
잡고 왼손은 천장으로 쭉 뻗는
다. 시선은 왼손을 바라보며 천
천히 5회 호흡한다.
tip. 다리 뒤쪽이 너무 당긴다면 오른
손은 정강이를 잡아도 좋다.

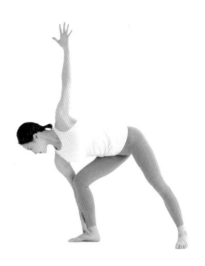

(4)
시선을 오른쪽 바닥으로 옮기며
오른쪽 무릎을 굽힌다.

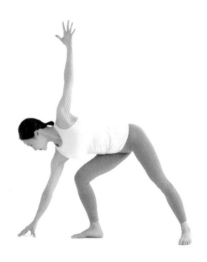

(5)
오른손은 오른발 앞쪽 바닥을
짚는다.

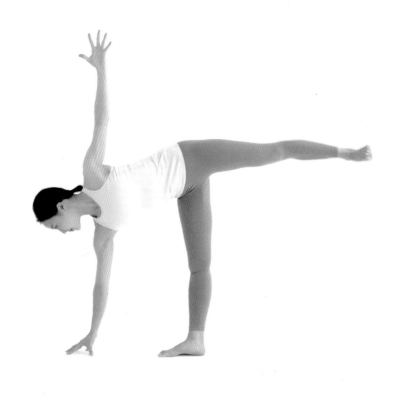

⑥
숨을 내쉬면서 왼발을 90도로 들어 올리고, 시선은 오른손을 바라
보며 천천히 5회 호흡한다. 오른쪽 무릎을 굽히고 왼발을 바닥으로
내리며 ⑤번 동작으로 돌아간다. ⑤-④-③-②번 역순으로 동작을 마
무리하고 반대쪽도 동일하게 실시한다.

헤드스탠드 3주차 챌린지

본 동작

헤드스탠드는 목 부상의 위험이 있기 때문에 다리를 차올리지 않고
서서히 끌어 올려야 한다. 이 자세는 헤드스탠드를 성공하기 위해 거
쳐야 하는 가장 어렵고 중요한 단계다. 처음 할 때는 발밑에 책이나
블록을 받쳐서 다리를 끌어 올리는 데 도움을 받아보자.

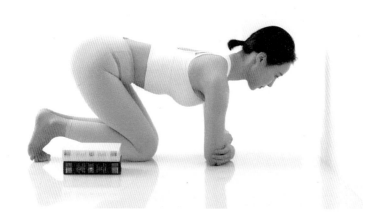

①
벽에서 세 뼘 정도 떨어져 엎드린 후 양쪽 팔꿈치 바깥쪽을 잡아 어
깨너비로 팔꿈치 위치를 잡는다.
tip. 발밑에 받칠 책이나 블록을 미리 준비한다.

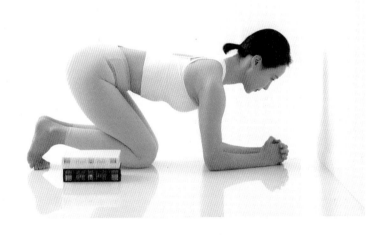

②

어깨너비로 맞춘 팔꿈치 위치를 유지하며 양손은 깍지를 껴서 삼각
형을 만든다.

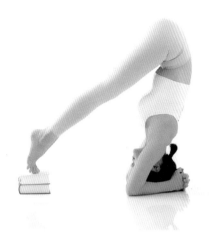

③ 머리를 숙여 깍지 낀 양손에 뒤
통수를 대고 정수리는 바닥에 댄
다. 발밑에 책을 받치고 숨을 내
쉬면서 엉덩이를 천장으로 들어
올린다.

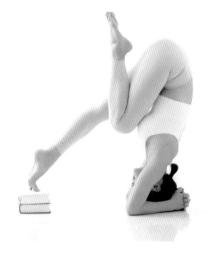

④ 숨을 들이마시면서 한쪽 다리의
무릎을 굽혀 허벅지가 가슴에
닿도록 끌어당긴다.
tip. 끌어당긴 다리를 몸통 쪽으로 밀
어내는 힘을 유지하면 반대쪽 다리는
점점 가벼워질 것이다.

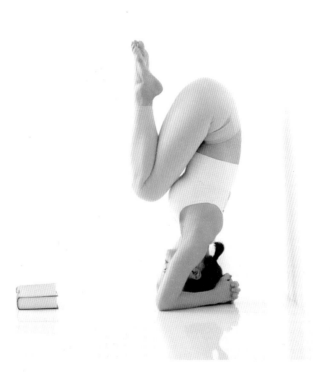

(5)
반대쪽 다리도 무릎을 굽혀 허벅지가 가슴에 닿도록 끌어당긴다. 마
치 웅크린 자세로 천천히 깊게 5회 호흡한다.

tip. 무릎은 가슴 쪽으로, 발뒤꿈치는 엉덩이 쪽으로 미는 힘을 유지하면서 중심을
잡는다.

이완하기

헤드스탠드와 짝꿍 동작인 아기자세다. 척추를 편안한 상태로 만들어주고, 온몸의 긴장을 풀어준다. 특히 등, 어깨를 이완시키는 데 탁월하여 헤드스탠드를 한 후에 반드시 실시한다.

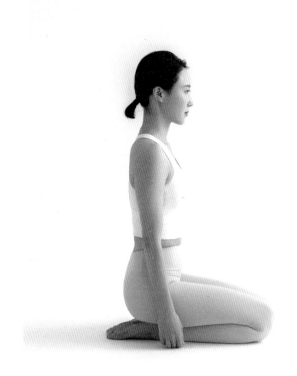

① 무릎을 꿇고 앉는다.

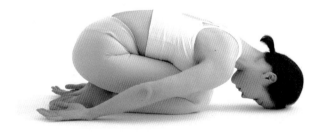

②
상체를 숙여 이마를 바닥에 붙인다. 양손은 발 옆에 편하게 두고 눈
을 감고 10회 호흡한다.

가슴 & 등 스트레칭

목뼈 사이를 잇는 세밀한 근육을 풀어주어 목과 어깨의 긴장을 완화
시키고, 머리를 맑게 한다. 가슴을 열어 호흡이 활성화되며, 잘못된
자세로 인한 등의 통증을 없애고 거북목을 교정하는 효과가 있다.

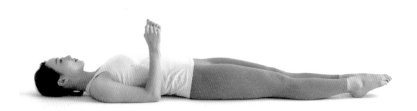

①
등을 바닥에 대고 누워 양팔은 팔꿈치를 굽혀 옆구리 가까이에 붙
이고, 다리는 가지런히 모은다.

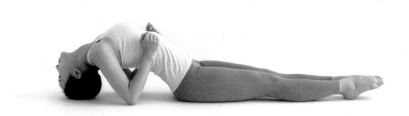

②
숨을 내쉬면서 팔꿈치로 바닥을 밀어내며 가슴을 천장으로 들어 올
린다. 이때 고개를 뒤로 젖혀 정수리가 바닥에 닿도록 한다. 천천히
10회 호흡한다.

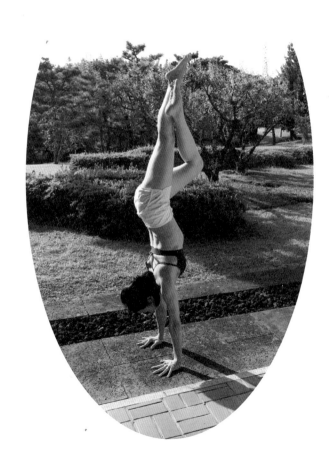

전신을 강화하는

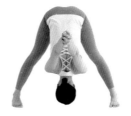

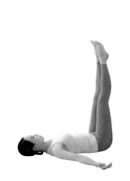

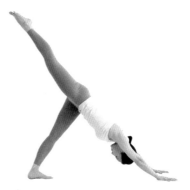

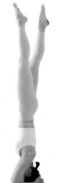

4주차 챌린지

STEP 1 >> 전 스트레칭

STEP 4 >> 후 스트레칭

STEP 2 >> 부가 동작

STEP 3 >> 본 동작

전신 스트레칭

몸의 뒷면 근육을 강화시키고 유연하게 만든다. 어깨와 윗등, 가슴이
펴지면서 목이 이완되고, 다리와 허리의 유연성과 근력이 향상된다.

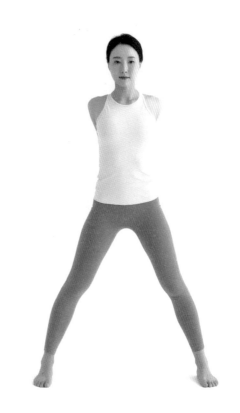

① 다리는 어깨너비보다 넓게 벌리고 발끝은 정면을 향한다. 양손은
뒤쪽으로 깍지를 낀다.

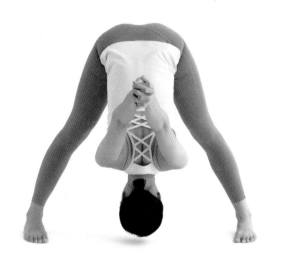

②
가슴을 최대한 열고 숨을 내쉬면서 상체를 숙인다. 시선은 뒤쪽을
바라보며 천천히 5회 호흡한다.

tip. 상체를 숙일 때 등이 구부러지면 무릎을 살짝 굽힌다.

전신 강화하기

가슴을 열어주고, 굽은 등과 어깨를 펴준다. 굽은 허리의 요인이 되는
뻣뻣한 하체를 유연하게 만드는 것은 물론, 상체와 하체의 부족한 근
력을 효과적으로 키울 수 있는 동작이다.

/ 상하체 동시 강화하기 1

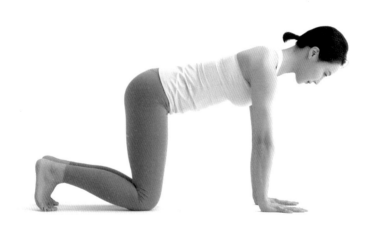

①
양손과 무릎을 바닥에 대고 엎드려 기어가는 자세를 한다. 팔과 허
벅지는 바닥과 수직이 되도록 하고 발끝은 세운다.

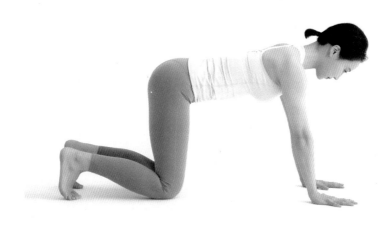

②
양손을 손가락 길이만큼 앞으로 옮겨 바닥을 짚는다.
tip. 손가락 사이사이를 넓게 벌려서 손 전체로 바닥을 지탱한다.

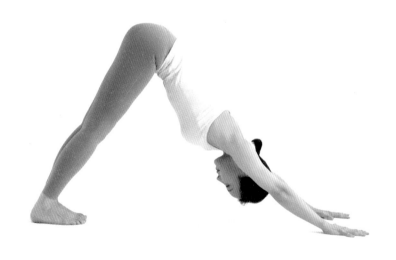

③
숨을 내쉬면서 양손과 양발로 바닥을 밀어내며 엉덩이를 천장으로
들어 올린다. 천천히 5회 호흡한다.

tip. 이 자세는 역자세를 하기 위한 대표 준비동작으로 '다운독'이라고 부른다.
손목부터 꼬리뼈까지 일직선이 되도록 하고, 유연성이 부족한 경우 무릎을 살짝
굽혀도 좋다.

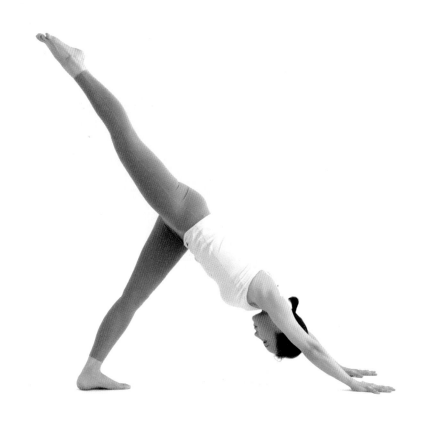

④
숨을 들이마시면서 오른쪽 다리를 천장으로 들어 올린다. 이때 손
목부터 들어 올린 발끝까지 일직선이 되도록 한다. 천천히 3회 호흡
한 후 반대쪽도 동일하게 실시한다.

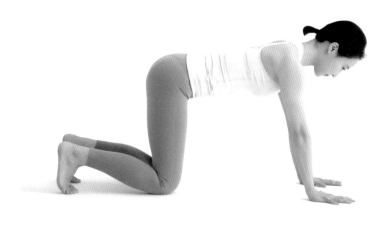

①
기어가는 자세에서 양손을 손가락 길이만큼 앞으로 옮겨 바닥을 짚
는다.

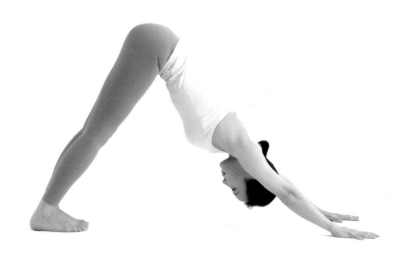

②
숨을 내쉬면서 양손과 양발로 바닥을 밀어내며 엉덩이를 천장으로
들어 올린다.

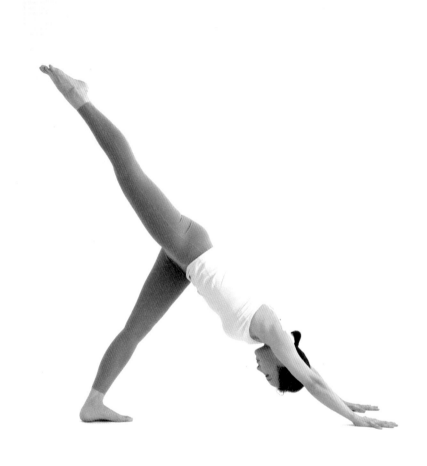

③
숨을 들이마시면서 오른쪽 다리를 천장으로 들어 올린다. 이때 손
목부터 들어 올린 발끝까지 일직선이 되도록 한다.

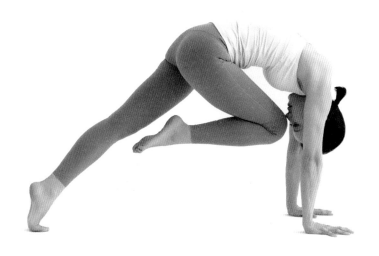

④
숨을 내쉬면서 오른쪽 무릎을 굽혀 당겨와 코에 붙인다. 이때 척추
는 둥글게 말고, 시선은 복부를 바라본다.

tip. 무릎을 당겨왔을 때 양팔은 바닥과 수직이 되도록 한다.

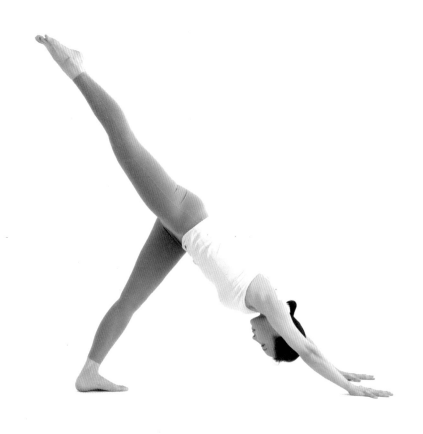

⑤

숨을 들이마시면서 오른쪽 다리를 다시 천장으로 들어 올린다.

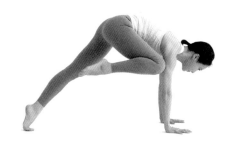

⑥
숨을 내쉬면서 오른쪽 무릎을
굽혀 당겨와 오른쪽 겨드랑이에
가깝게 붙인다.
tip. 무릎을 당겨왔을 때 양팔은 바닥
과 수직이 되도록 한다.

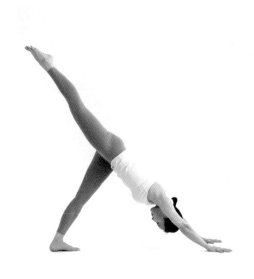

⑦
숨을 들이마시면서 오른쪽 다리
를 다시 천장으로 들어 올려 1
세트를 마무리한다. ④-⑦번까
지 3세트 실시한 후 반대쪽도
동일하게 실시한다.

헤드스탠드 4주차 챌린지

앞서 모든 동작을 차근차근 해냈다면 결승점이 코앞인 4주차의 헤드
스탠드 역시 충분히 할 수 있을 것이다. 처음 시도할 때는 두려움도
크고 중심 잡기가 어렵기 때문에 벽의 도움을 받는다. 균형 잡는 법을
어느 정도 익힌 후에는 방 중앙에서 도전하자.

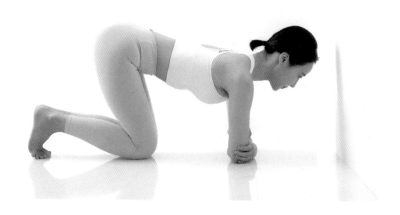

①

벽에서 세 뼘 정도 떨어져 엎드린 후 양쪽 팔꿈치 바깥쪽을 잡아 어
깨너비로 팔꿈치 위치를 잡는다.

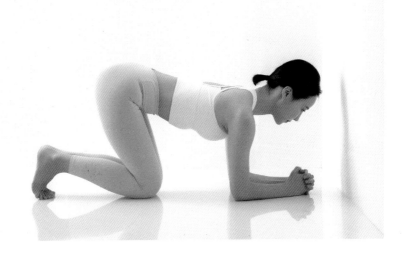

②
어깨너비로 맞춘 팔꿈치 위치를 유지하며 양손은 깍지를 껴서 삼각
형을 만든다.

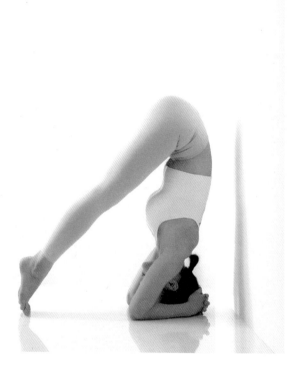

③
머리를 숙여 깍지 낀 양손에 뒤통수를 대고 정수리는 바닥에 댄다. 숨
을 내쉬면서 엉덩이를 천장으로 들어 올린다.

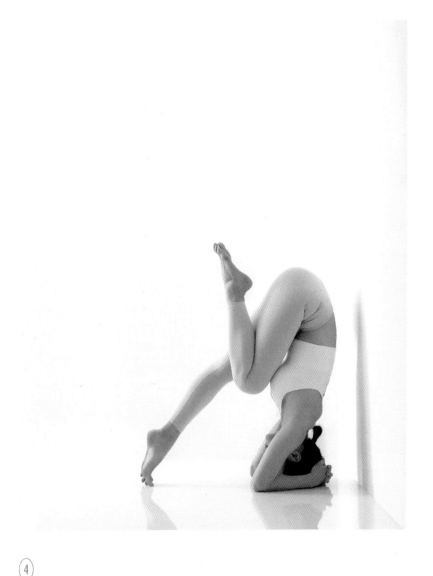

④
숨을 들이마시면서 한쪽 다리의 무릎을 굽혀 허벅지가 가슴에 닿도
록 끌어당긴다.

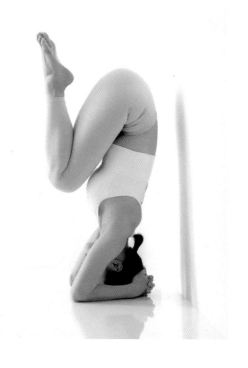

반대쪽 다리도 무릎을 굽혀 허벅지가 가슴에 닿도록 끌어당긴다.

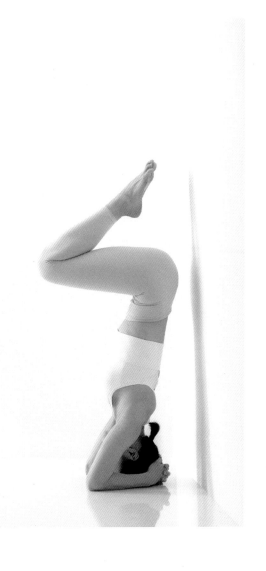

⑥

몸이 흔들리지 않도록 복부에 힘을 주어 균형을 잡고, 두 무릎을 90도
로 들어 올린다.

tip. 정수리와 손날부터 팔꿈치까지 팔 전체에 무게를 고루 분산해서 중심을 잡
는다.

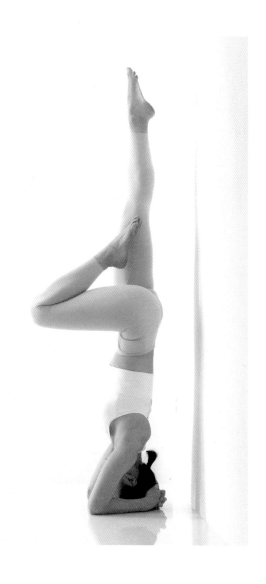

⑦
한쪽 다리를 천장으로 천천히 뻗으며 균형을 잡는다.

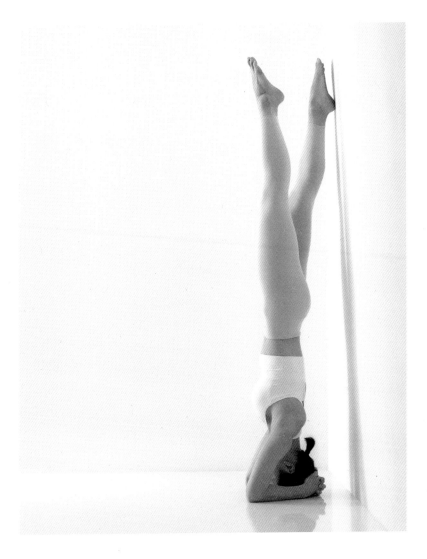

⑧
천장으로 뻗은 다리는 흔들리지 않도록 고정하고, 천천히 깊게 호흡
을 계속 하면서 반대쪽 다리도 뻗는 연습을 한다.
tip. 단번에 양쪽 다리를 뻗는 것이 어려울 수 있으므로, 몸이 흔들릴 때마다 한쪽
다리를 벽에 살짝 기대어 중심점 찾는 연습을 한다.

이완하기

헤드스탠드와 짝꿍 동작인 아기자세다. 척추를 편안한 상태로 만들어주고, 온몸의 긴장을 풀어준다. 특히 등, 어깨를 이완시키는 데 탁월하여 헤드스탠드를 한 후에 반드시 실시한다.

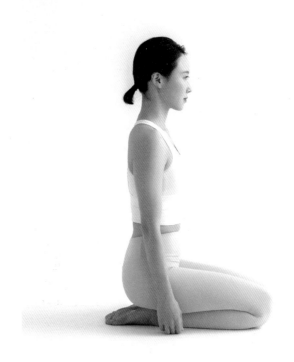

① 무릎을 꿇고 앉는다.

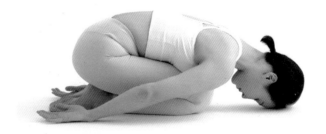

②

상체를 숙여 이마를 바닥에 붙인다. 양손은 발 옆에 편하게 두고 눈
을 감고 10회 호흡한다.

전신 이완 스트레칭

오래 서 있거나 몸 전체에 힘이 과하게 들어가는 동작을 한 후에 하면 좋은 마무리 자세다. 호흡이 안정되며 에너지가 충전된다. 하체의 혈액순환을 도와 부종을 제거하고 하체 피로도 풀어준다.

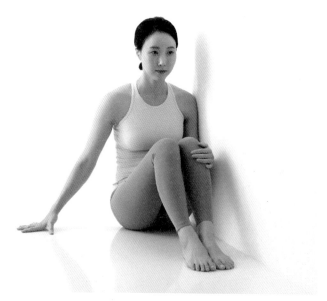

① 벽에 옆으로 붙어서 앉는다.

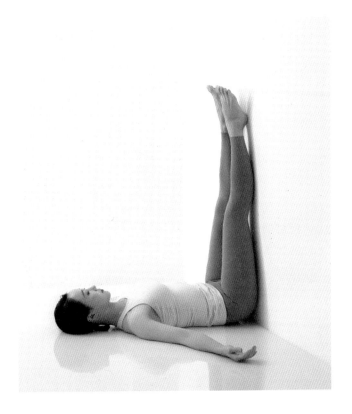

②
다리를 한쪽씩 벽으로 올리고, 엉덩이를 벽에 완전히 붙여 눕는다.
양팔은 편하게 옆으로 내려놓고 천천히 10회 호흡한다.
tip. 다리가 펴지지 않는다면 벽에서 조금 떨어져서 실시한다.

벽 없이 헤드스탠드 완성!

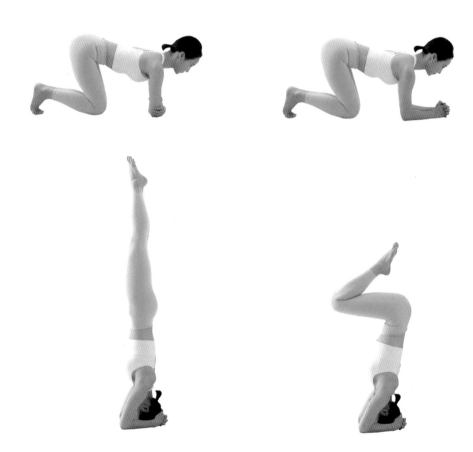

4주차에 두 다리를 천장으로 뻗은 후 벽에 잠깐씩 의지하면서
호흡하는 것이 가능해졌다면, 이제 벽 없이 헤드스탠드에 도전하자!

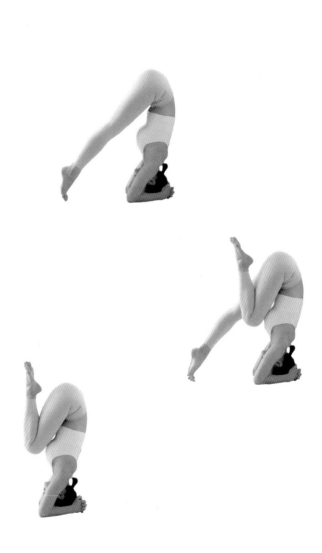

PART 3

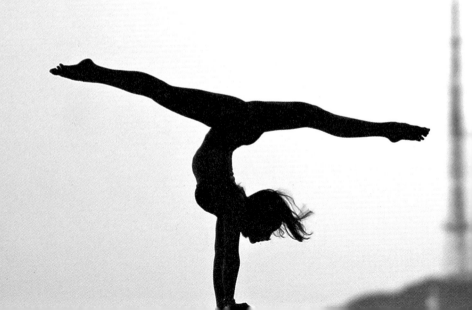

도전욕을

불러일으킨다

레벨업 역자세

파이크 헤드스탠드

기본 헤드스탠드를 안정적으로 할 수 있다면 이제 난이도를 높여서 다양한 역자세를 해보자. 이 동작은 헤드스탠드를 하면서 다리를 들었다 내리는 것으로, 처음 시도할 때는 다리를 90도로 들어 올린 상태에서 한 번 호흡하는 것도 힘들다. 하지만 꾸준히 연습하면 복부와 척추가 강해지면서 유지하는 시간도 길어질 것이다.

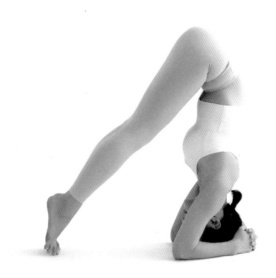

①
머리를 숙여 깍지 낀 양손에 뒤통수를 대고 정수리는 바닥에 댄다.
숨을 내쉬면서 엉덩이를 천장으로 들어 올린다.

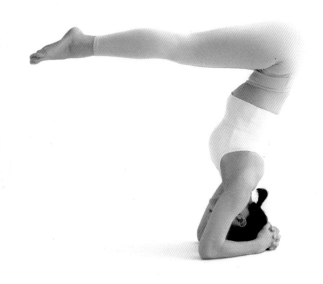

②

숨을 들이마시면서 양쪽 다리를 90도까지 들어 올린다.

tip. 양쪽 다리를 편 상태로 들어 올리기 때문에 상체가 바닥과 수직이 아닌, 상체가 약간 뒤로 기울어진 상태여야 한다. 엉덩이 무게 중심을 뒤쪽으로 이동하면 다리를 쉽게 들어 올릴 수 있다.

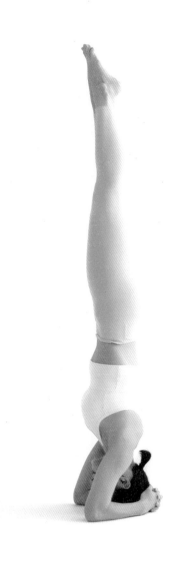

③
양쪽 다리를 모아 천천히 천장으로 뻗고 균형을 잡는다.

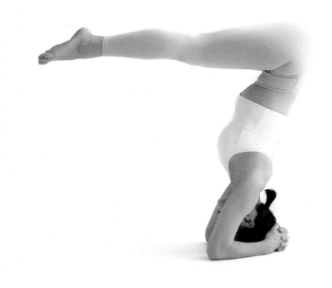

④
숨을 내쉬면서 다리를 90도까지 내리고, 천천히 깊게 5회 호흡한다.
tip. 난도를 높이고 싶다면 다리를 들었다 내리는 동작을 연속으로 5회 실시한다.

삼각대 헤드스탠드

정수리와 양손으로만 중심을 잡는 변형 동작이다. 어깨 유연성이 부족한 사람들에게는 기본 헤드스탠드보다 이 동작이 좀 더 쉬울 수 있다. 기본 헤드스탠드보다 팔의 힘이 더 많이 필요해서, 팔 근력을 키우고 싶은 사람들에게 좀 더 특화된 동작이다.

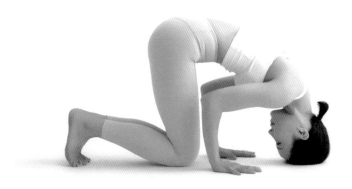

①

정수리를 바닥에 대고 양손은 어깨너비로 벌려 바닥을 짚는다.

tip. 손가락 사이사이를 넓게 벌려서 손 전체로 바닥을 지탱한다.

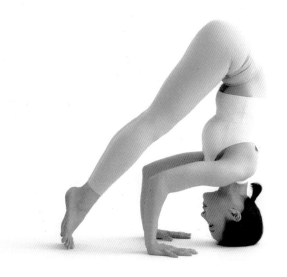

②
숨을 내쉬면서 엉덩이는 천장으로 들어 올리고, 발끝으로 조금씩
앞으로 걸어온다.

tip. 손목은 바닥과 수직이 되도록 하고, 동작 중 팔꿈치가 양옆으로 벌어지지 않
게 조이는 힘을 유지한다.

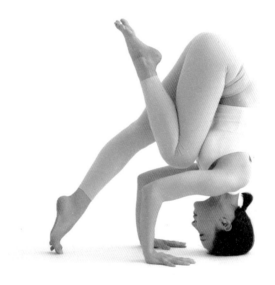

③
숨을 들이마시면서 한쪽 다리의 무릎을 굽혀 허벅지가 가슴에 닿도
록 끌어당긴다.

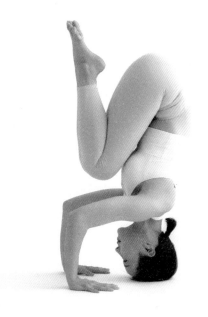

④
반대쪽 다리도 무릎을 굽혀 허벅지가 가슴에 닿도록 끌어당긴다.

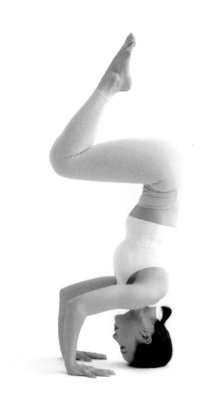

⑤

몸이 흔들리지 않도록 복부에 힘을 주어 균형을 잡고, 두 무릎을 90
도로 들어 올린다.

tip. 정수리와 손바닥에 무게를 고루 분산해서 중심을 잡는다.

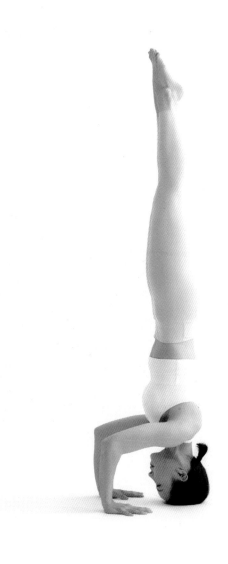

⑥
다리를 천장을 향해 일직선으로 뻗은 후, 천천히 깊게 5회 호흡한다.

포어암스탠드 프랩

헤드스탠드보다 바닥을 지지하는 팔과 어깨에 강한 힘이 들어가는 동
작으로 다음 레벨에 있는 파이크 포어암스탠드를 하기 전 연습 동작
으로 하기 좋다.

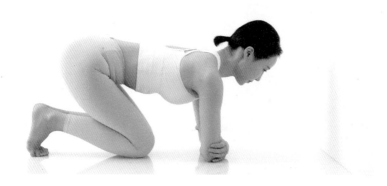

①

벽에서 세 뼘 정도 떨어져 엎드린 후 양쪽 팔꿈치 바깥쪽을 잡아 어
깨너비로 팔꿈치 위치를 잡는다.

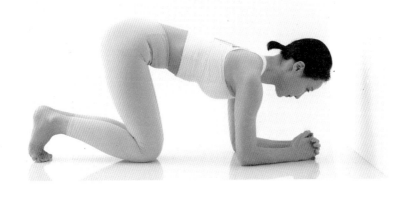

②
어깨너비로 맞춘 팔꿈치 위치를 유지하며 양손은 깍지를 껴서 삼각
형을 만든다.

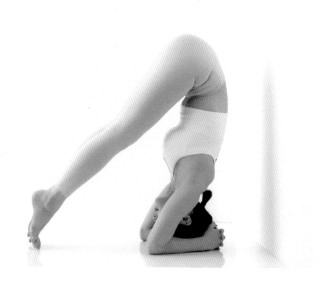

③
머리를 숙여 깍지 낀 양손에 뒤통수를 대고 정수리는 바닥에 댄다.
숨을 내쉬면서 엉덩이를 천장으로 들어 올린다.

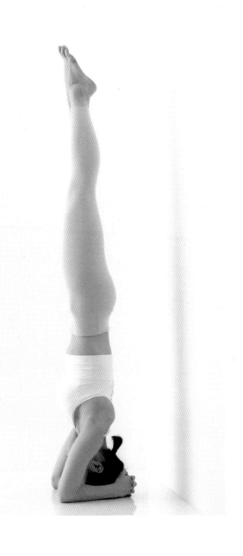

④
숨을 들이마시면서 양쪽 다리를 모아 천장으로 일직선으로 뻗는다.

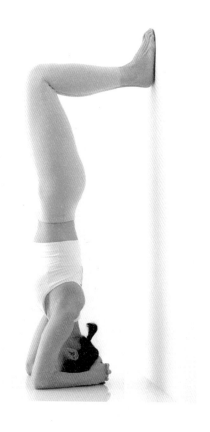

⑤
무릎을 90도로 굽혀 발바닥을 벽에 댄다.

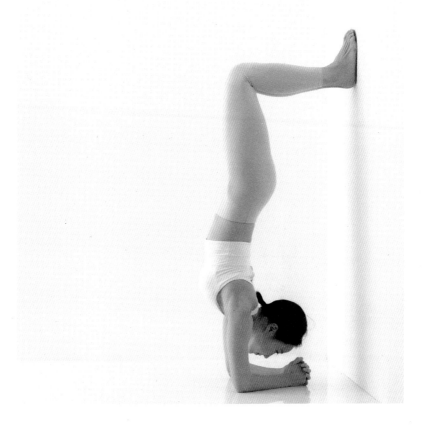

(6)

숨을 들이마시면서 손날과 전완으로 바닥을 강하게 밀면서 머리를
들어 올린다. 시선은 양손 사이의 바닥을 바라보며 천천히 깊게 5회
호흡한다.

tip. 팔로 바닥을 강하게 밀어 얼굴이 바닥과 멀어지는 느낌으로 동작을 유지한다.

LEVEL 4

파이크 포어암스탠드

손바닥과 팔꿈치로만 바닥을 지탱하여 중심을 잡는 동작이다. 그렇기 때문에 헤드스탠드보다 전신 근력이 훨씬 많이 필요하다. 양팔의 팔꿈치가 벌어지지 않도록 삼두를 조이고, 허리가 꺾이지 않도록 코어에 집중하면서 실시한다.

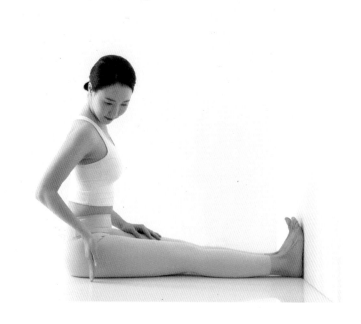

①

벽에 발바닥을 대고 다리를 쭉 펴고 앉는다. 좌골뼈가 닿는 지점을 표시해서 다리 길이를 잰다.

tip. 다리 길이를 재는 이유는 벽을 이용해 몸을 거꾸로 90도로 세웠을 때, 팔꿈치부터 좌골뼈까지 수직이 되어야 하기 때문이다.

(좌골뼈 : 앉았을 때 바닥에 닿는 엉덩이 뼈)

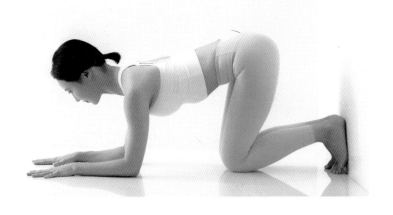

②
벽을 등지고 돌아서서 엎드린 후 ①번에서 표시한 좌골뼈 지점에
어깨너비로 벌린 팔꿈치를 댄다. 이때 양손은 평행하게 한다.

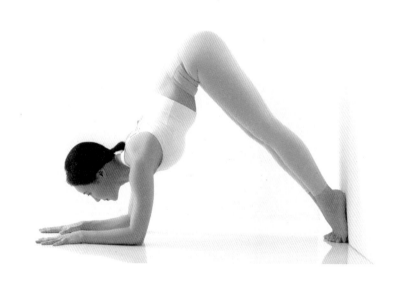

③
숨을 내쉬면서 엉덩이를 천장으로 들어 올린다.

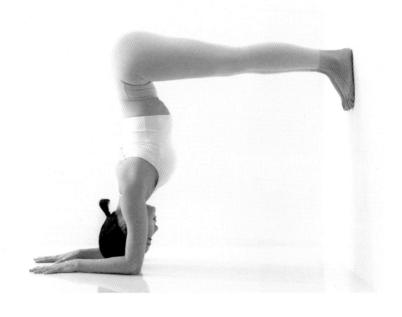

④

숨을 들이마시면서 발바닥으로 벽을 밀어내듯이 한 발씩 벽을 타고
90도까지 올라간다. 자세를 유지하며 천천히 5회 호흡한다.

tip. 전완(손목부터 팔꿈치까지의 부분)으로 바닥을 강하게 밀어 어깨가 무너지
지 않도록 하고, 정수리는 바닥에 닿지 않는다.

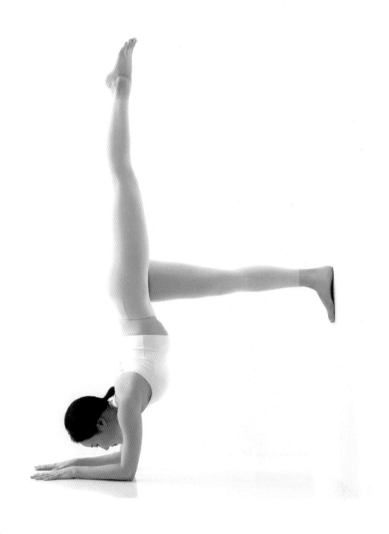

⑤

한쪽 다리를 천장으로 뻗는다. 이때 복부에 힘을 주어 다리가 뒤로 넘어가지 않도록 한다. 시선은 바닥을 바라보며 천천히 3회 호흡한 후, 다리를 바꿔서 3회 호흡한다.

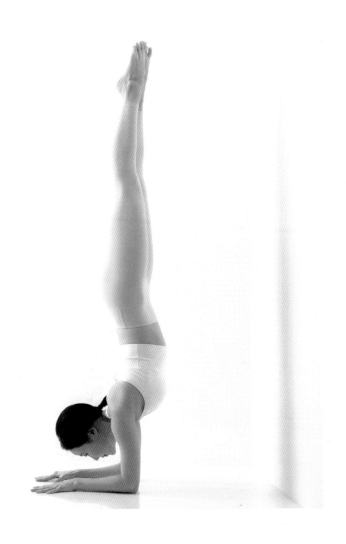

반대쪽 다리도 천장으로 뻗는다. 천천히 깊게 5회 호흡한다.

tip. 아직 안정적으로 중심 잡기가 어렵다면 벽과 벽 사이에서 연습하는 것을 추
천한다.

포어암스탠드 차올리기

벽 없이 포어암스탠드를 하기 전에 하는 가장 기본적인 연습 동작으로, 벽 앞에서 다리를 차올리는 동작이다. 다리를 차올릴 때 복부 힘을 쓰지 않으면 허리가 꺾일 수 있으므로, 복부를 척추 쪽으로 밀어내는 힘을 유지하며 엉덩이를 천장으로 올리는 느낌으로 차올린다.

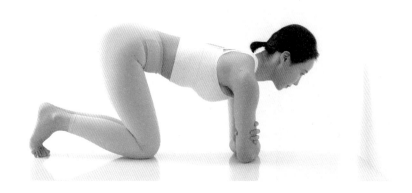

①

벽에서 세 뼘 정도 떨어져 엎드린 후 양쪽 팔꿈치 바깥쪽을 잡아 어깨너비로 팔꿈치 위치를 잡는다.

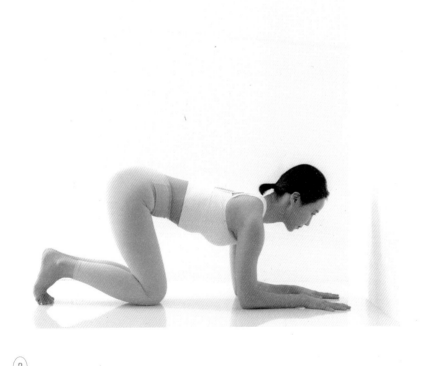

②
어깨너비로 맞춘 팔꿈치 위치를 유지하며 양손은 앞으로 평행하게 댄다.

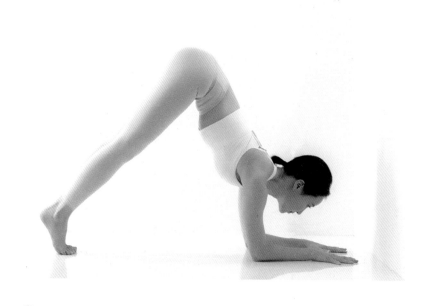

③
숨을 내쉬면서 엉덩이를 천장으로 들어 올린다.

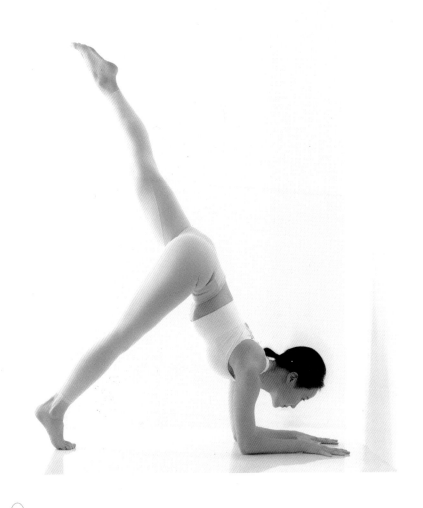

④ 한쪽 다리를 들어 차올릴 준비를 하고, 반대쪽 다리의 무릎을 살짝
굽혔다가 숨을 들이마시면서 반동을 주어 천장으로 차올린다.

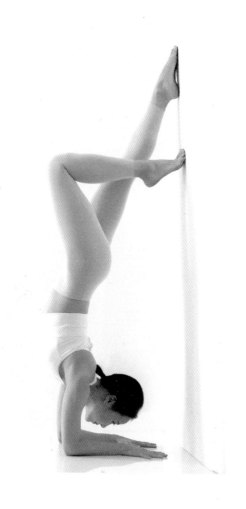

⑤

양쪽 다리를 모두 천장으로 올려 벽에 기대고 중심을 잡는다.

tip. 팔꿈치 간격이 벌어지지 않도록 삼두를 조이고, 얼굴이 바닥과 가까워지지 않도록 팔로 바닥을 밀어내는 힘을 유지한다.

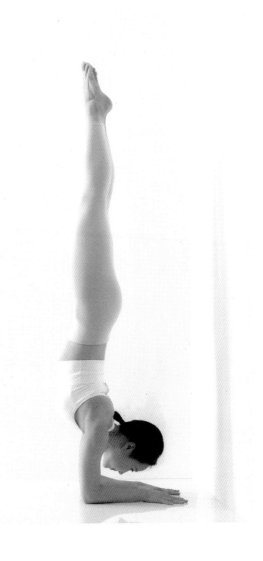

⑥

벽에서 한쪽 다리씩 천천히 떼어 천장으로 뻗고 중심을 잡는다. 천
천히 깊게 5회 호흡한다.

파이크 핸드스탠드

역자세에서 난이도가 가장 높은 핸드스탠드를 해보자. 핸드스탠드도
마찬가지로 처음에는 벽을 이용한다. 특히 팔과 어깨, 등 근력이 단련
되지 않은 상태에서 무리하게 시도하면 손목이나 어깨에 부상 위험이
있기 때문에 반드시 앞선 변형 동작들을 충분히 연습한 후 도전하자.

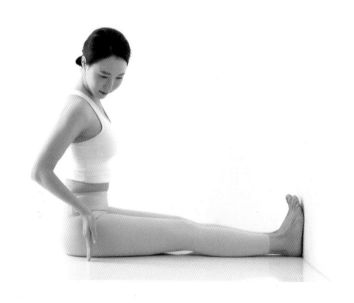

(1)

벽에 발바닥을 대고 다리를 쭉 펴고 앉는다. 좌골뼈가 닿는 지점을
표시해서 다리 길이를 잰다.

tip. 다리 길이를 재는 이유는 벽을 이용해 몸을 거꾸로 90도로 세웠을 때, 손목
부터 좌골뼈까지 수직이 되어야 하기 때문이다.
(좌골뼈 : 앉았을 때 바닥에 닿는 엉덩이 뼈)

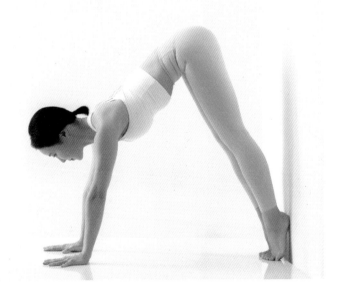

②

벽을 등지고 돌아서서 양손을 어깨너비로 벌려 바닥을 짚고, 엉덩
이는 천장으로 들어 올린다. 이때 ①번에서 표시한 좌골뼈 지점에
양손의 손바닥 끝(손목과 가까운 부위)이 오도록 하고, 시선은 손끝
사이 앞쪽 바닥을 바라본다.

tip. 손목에 과한 체중이 실리지 않도록 손가락 사이사이를 넓게 벌려서 손 전체
로 바닥을 짚는다.

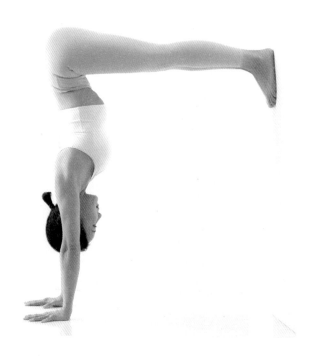

③
숨을 들이마시면서 발바닥으로 벽을 밀어내듯이 한 발씩 벽을 타고
90도까지 올라간다. 자세를 유지하며 천천히 5회 호흡한다.
tip. 손목부터 좌골뼈까지 수직이며, 복부는 척추 쪽으로 밀어넣는 힘을 유지한다.

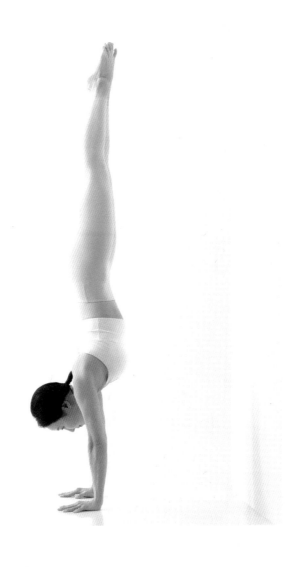

④
다리를 한쪽씩 천장으로 뻗는다. 시선은 바닥을 바라보며 천천히
깊게 5회 호흡한다.

점프 핸드스탠드

벽 앞에서 다리를 붙인 상태로 동시에 무릎을 굽혔다가 반동을 이용해 뛰어오르는 동작이다. 앞서 소개된 다리를 한쪽씩 차올리는 동작보다 난이도가 높아서 강한 코어와 하체 근력이 필요하다. 허리가 꺾이지 않도록 곧은 상체를 유지하며 엉덩이를 천장으로 올리는 감각을 익히는 데 큰 도움이 된다.

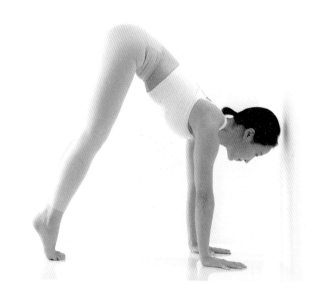

①

벽에서 한 뼘 정도 떨어져 양손을 어깨너비로 벌려 바닥을 짚고, 엉덩이는 천장으로 들어 올린다. 시선은 손끝 사이 앞쪽 바닥을 바라본다.

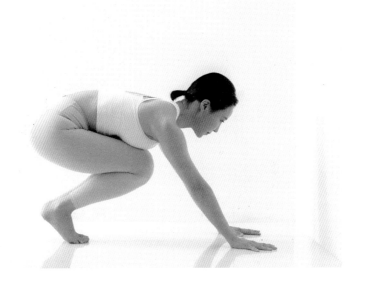

②

숨을 내쉬면서 양쪽 무릎을 굽힌다.

tip. 동작을 하는 동안 시선 위치가 변하지 않도록 손끝 사이의 앞쪽 바닥을 계속 바라본다.

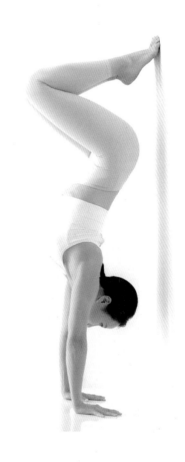

③

숨을 들이마시면서 바닥을 박차고 단번에 양쪽 다리를 동시에 천장
으로 뛰어 오른다. 시선은 손끝 사이 앞쪽 바닥을 바라보며 천천히
깊게 3회 호흡한다.

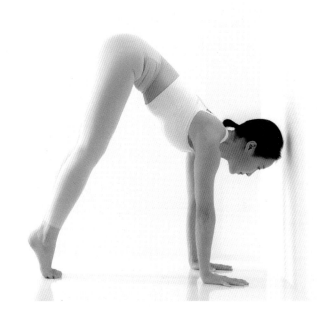

④
양쪽 다리를 동시에 바닥으로 내려 ①번 동작으로 돌아간 후, ①~③
번까지 3회 실시한다.

할로우백 핸드스탠드

등 뒤쪽에 공간을 만든다는 뜻으로 할로우백(hollow-back) 핸드스탠
드라고 불린다. 가슴을 활짝 열어 상체의 유연성을 향상시키고, 동시
에 강한 척추와 어깨를 만들어준다. 동작을 할 때 허리만 꺾는 게 아
닌 척추 전체가 열릴 수 있도록 한다.

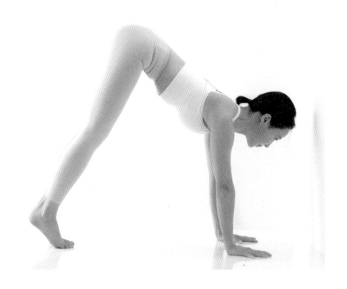

①

벽에서 한 뼘 정도 떨어져 양손을 어깨너비로 벌려 바닥을 짚고, 엉
덩이는 천장으로 들어 올린다. 시선은 손끝 사이 앞쪽 바닥을 바라
본다.

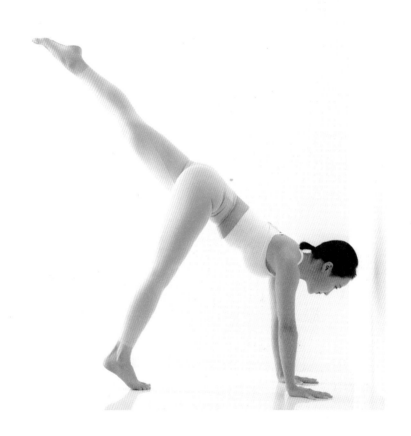

②
한쪽 다리를 들어 차올릴 준비를 하고, 반대쪽 다리의 무릎을 살짝
굽혔다가 숨을 들이마시면서 반동을 주어 천장으로 차올린다.

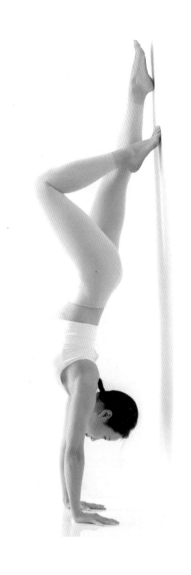

③
양쪽 다리를 모두 천장으로 올려 벽에 기대고 중심을 잡는다.

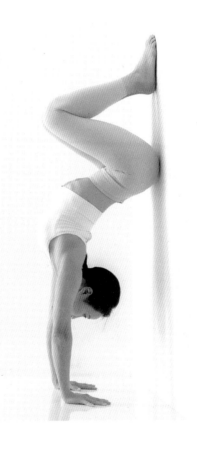

④

무릎을 굽혀 발바닥을 벽에 붙인다. 엉덩이도 벽에 붙이고 척추에 곡
선을 만든다.

tip. 복부를 수축해 엉덩이는 마치 오리엉덩이를 만드는 느낌으로 최대한 뒤로
뺀다.

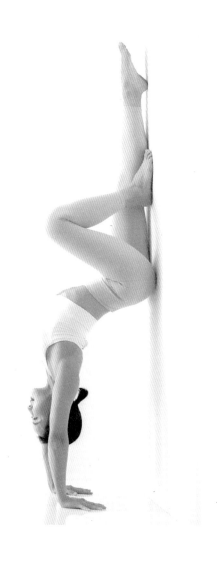

⑤

무게 중심이 엉덩이에 치우치지 않도록 가슴은 앞으로 내밀고, 엉
덩이는 뒤로 빼는 힘을 유지하면서 한 쪽 무릎을 펴 다리를 천장으
로 뻗는다. 시선은 정면을 바라본다.

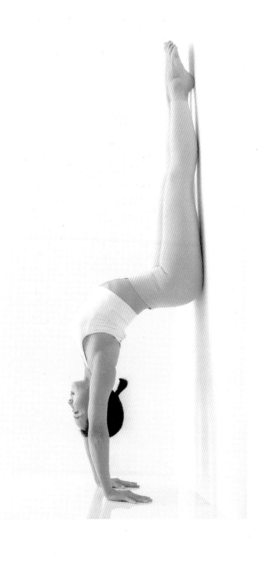

⑥
양쪽 다리를 모두 천장으로 뻗고, 시선은 정면을 바라보며 천천히
깊게 5회 호흡한다.

tip. 손목부터 어깨까지 일직선을 유지하여 어깨가 열리도록 한다.

도전! 헤드스탠드 챌린지 프로그램
4주 플래너

운동 전 꼭 알아두세요!

// 매일매일 꾸준히 연습하기

헤드스탠드 챌린지 4주 프로그램은 다른 운동 프로그램에 비해서 강도가 높지 않다. 전후 스트레칭과 부가 동작은 5분 안에 충분히 따라 할 수 있고, 헤드스탠드 본 동작 또한 아주 쉬운 자세부터 할 수 있도록 짜여 있기 때문에 하루에 10분만 투자하면 된다. 단, 헤드스탠드는 동작의 특성상 4주간 매일 꾸준히 하는 게 중요하다. 몸에 동작을 적응시키고 익숙해져야 균형 감각이 생기고 중심점을 찾아 4주 후 헤드스탠드에 성공할 수 있다.

// 올바른 자세 체크하기

헤드스탠드를 할 수는 있지만 등이 곧게 펴지지 않았거나, 다리를 천천히 끌어 올리지 않고 점프해서 밸런스를 잡는 것은 안 좋은 습관이다. 특히 헤드스탠드는 머리가 바닥에 닿아 있어서 목 부상 위험이 크기 때문에 절대 점프를 하는 습관을 들여서는 안 된다. 헤드스탠드는 반드시 올바른 자세로 해야 몸에 무리가 가지 않고, 좋은 효과를 볼 수 있다.

// 하루 컨디션에 맞춰서 조절하기

헤드스탠드가 몸에 아무리 좋다 해도 절대 무리해서는 안 된다. 매일 실천하는 것도 중요하지만, 그날그날 몸과 마음 컨디션에 따라 횟수와 유지 시간을 조절해서 하자. 컨디션이 좋지 않거나 시간이 없다면 역자세를 하기 위한 대표 준비동작인 '다운독(p.138)'만 해도 괜찮다.

// 나의 속도로 실천하기

헤드스탠드를 하다가 포기한 사람들은 '다른 사람들은 다 잘 하는 것 같은데, 나는 안 되는구나'라는 생각을 한다. 사람마다 타고난 신체 조건이 다르고, 운동 신경도 다르다. 남과 비교하며 나의 속도를 높일 필요는 없다. 요가는 몸의 단련도 중요하지만, 나 자신을 받아들이는 마음 수련도 중요하다. 헤드스탠드를 할 때는 오롯하게 나 자신에게 집중하자.

월요일

운동 동작 횟수(전 스트레칭, 부가 동작, 후 스트레칭)
목&어깨 스트레칭 1회, 상체 강화하기 3회, 상체 스트레칭 2회

본 동작 유지 시간
1분씩 2회

오늘 몸 컨디션은?
그동안 몰랐는데 어깨랑 등이 많이 굽어 있었다.
등을 일자로 펴는 게 너무 힘들어서, 후 스트레칭을 두 번이나 했다.

오늘 마음 컨디션은?
여러 가지 일로 오늘 좀 힘들었는데,
깊게 호흡하면서 역자세를 했더니
복잡한 마음이 차분해지고 기분이 나아졌다.

굽은 어깨와 등을 펴고, 상체를 강화시키자!

월요일	운동 동작 횟수(전 스트레칭, 부가 동작, 후 스트레칭)
	본 동작 유지 시간
화요일	운동 동작 횟수(전 스트레칭, 부가 동작, 후 스트레칭)
	본 동작 유지 시간
수요일	운동 동작 횟수(전 스트레칭, 부가 동작, 후 스트레칭)
	본 동작 유지 시간
목요일	운동 동작 횟수(전 스트레칭, 부가 동작, 후 스트레칭)
	본 동작 유지 시간

STEP 1   STEP 2   STEP 3   STEP 4

전 스트레칭 + 부가 동작 + 본 동작 + 후 스트레칭

오늘 몸 컨디션은?

오늘 마음 컨디션은?

오늘 몸 컨디션은?

오늘 마음 컨디션은?

오늘 몸 컨디션은?

오늘 마음 컨디션은?

오늘 몸 컨디션은?

오늘 마음 컨디션은?

WEEK 1

굽은 어깨와 등을 펴고, 상체를 강화시키자!

금 요 일	운동 동작 횟수(전 스트레칭, 부가 동작, 후 스트레칭)
	본 동작 유지 시간
토 요 일	운동 동작 횟수(전 스트레칭, 부가 동작, 후 스트레칭)
	본 동작 유지 시간
일 요 일	운동 동작 횟수(전 스트레칭, 부가 동작, 후 스트레칭)
	본 동작 유지 시간
1 주 마 무 리	

STEP 1   STEP 2   STEP 3   STEP 4

전 스트레칭 + 부가 동작 + 본 동작 + 후 스트레칭

오늘 몸 컨디션은?

오늘 마음 컨디션은?

오늘 몸 컨디션은?

오늘 마음 컨디션은?

오늘 몸 컨디션은?

오늘 마음 컨디션은?

WEEK 2

복부와 허리의 힘을 길러, 코어를 강화시키자!

| 월요일 | 운동 동작 횟수(전 스트레칭, 부가 동작, 후 스트레칭) |
| | 본 동작 유지 시간 |

| 화요일 | 운동 동작 횟수(전 스트레칭, 부가 동작, 후 스트레칭) |
| | 본 동작 유지 시간 |

| 수요일 | 운동 동작 횟수(전 스트레칭, 부가 동작, 후 스트레칭) |
| | 본 동작 유지 시간 |

| 목요일 | 운동 동작 횟수(전 스트레칭, 부가 동작, 후 스트레칭) |
| | 본 동작 유지 시간 |

전 스트레칭   +   부가 동작   +   본 동작   +   후 스트레칭

오늘 몸 컨디션은?

오늘 마음 컨디션은?

오늘 몸 컨디션은?

오늘 마음 컨디션은?

오늘 몸 컨디션은?

오늘 마음 컨디션은?

오늘 몸 컨디션은?

오늘 마음 컨디션은?

WEEK 2

복부와 허리의 힘을 길러, 코어를 강화시키자!

금요일	운동 동작 횟수(전 스트레칭, 부가 동작, 후 스트레칭)
	본 동작 유지 시간
토요일	운동 동작 횟수(전 스트레칭, 부가 동작, 후 스트레칭)
	본 동작 유지 시간
일요일	운동 동작 횟수(전 스트레칭, 부가 동작, 후 스트레칭)
	본 동작 유지 시간
2주 마무리	

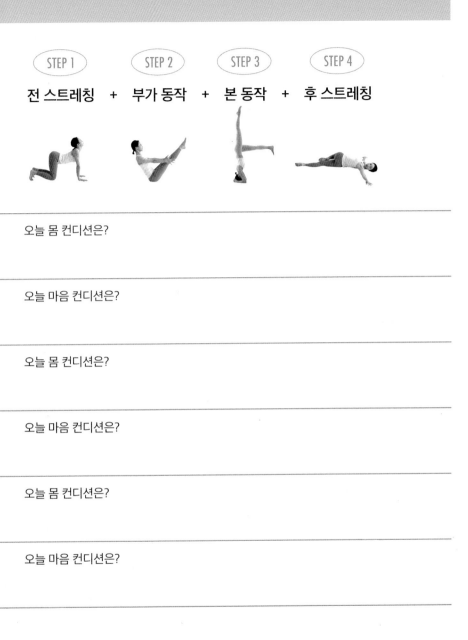

STEP 1   STEP 2   STEP 3   STEP 4

전 스트레칭   +   부가 동작   +   본 동작   +   후 스트레칭

오늘 몸 컨디션은?

오늘 마음 컨디션은?

오늘 몸 컨디션은?

오늘 마음 컨디션은?

오늘 몸 컨디션은?

오늘 마음 컨디션은?

WEEK 3

밸런스 동작으로 전신의 균형 감각을 강화시키자!

월요일	운동 동작 횟수(전 스트레칭, 부가 동작, 후 스트레칭)
	본 동작 유지 시간
화요일	운동 동작 횟수(전 스트레칭, 부가 동작, 후 스트레칭)
	본 동작 유지 시간
수요일	운동 동작 횟수(전 스트레칭, 부가 동작, 후 스트레칭)
	본 동작 유지 시간
목요일	운동 동작 횟수(전 스트레칭, 부가 동작, 후 스트레칭)
	본 동작 유지 시간

전 스트레칭 + 부가 동작 + 본 동작 + 후 스트레칭

오늘 몸 컨디션은?

오늘 마음 컨디션은?

오늘 몸 컨디션은?

오늘 마음 컨디션은?

오늘 몸 컨디션은?

오늘 마음 컨디션은?

오늘 몸 컨디션은?

오늘 마음 컨디션은?

밸런스 동작으로 전신의 균형 감각을 강화시키자!

금요일	운동 동작 횟수(전 스트레칭, 부가 동작, 후 스트레칭)
	본 동작 유지 시간
토요일	운동 동작 횟수(전 스트레칭, 부가 동작, 후 스트레칭)
	본 동작 유지 시간
일요일	운동 동작 횟수(전 스트레칭, 부가 동작, 후 스트레칭)
	본 동작 유지 시간
3주 마무리	

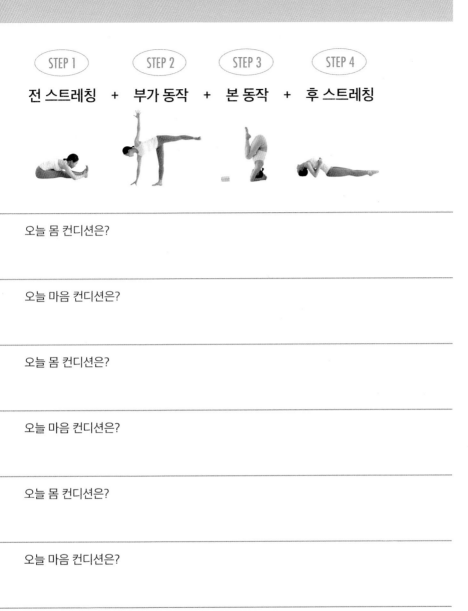

STEP 1   STEP 2   STEP 3   STEP 4

전 스트레칭   +   부가 동작   +   본 동작   +   후 스트레칭

오늘 몸 컨디션은?

오늘 마음 컨디션은?

오늘 몸 컨디션은?

오늘 마음 컨디션은?

오늘 몸 컨디션은?

오늘 마음 컨디션은?

전신을 강화시켜서, 헤드스탠드에 성공하자!

월요일	운동 동작 횟수(전 스트레칭, 부가 동작, 후 스트레칭)
	본 동작 유지 시간

화요일	운동 동작 횟수(전 스트레칭, 부가 동작, 후 스트레칭)
	본 동작 유지 시간

수요일	운동 동작 횟수(전 스트레칭, 부가 동작, 후 스트레칭)
	본 동작 유지 시간

목요일	운동 동작 횟수(전 스트레칭, 부가 동작, 후 스트레칭)
	본 동작 유지 시간

STEP 1　　　STEP 2　　　STEP 3　　　STEP 4

전 스트레칭　+　부가 동작　+　본 동작　+　후 스트레칭

오늘 몸 컨디션은?

오늘 마음 컨디션은?

오늘 몸 컨디션은?

오늘 마음 컨디션은?

오늘 몸 컨디션은?

오늘 마음 컨디션은?

오늘 몸 컨디션은?

오늘 마음 컨디션은?

전신을 강화시켜서, 헤드스탠드에 성공하자!

금요일	운동 동작 횟수(전 스트레칭, 부가 동작, 후 스트레칭)
	본 동작 유지 시간
토요일	운동 동작 횟수(전 스트레칭, 부가 동작, 후 스트레칭)
	본 동작 유지 시간
일요일	운동 동작 횟수(전 스트레칭, 부가 동작, 후 스트레칭)
	본 동작 유지 시간
4주 마무리	

STEP 1   STEP 2   STEP 3   STEP 4

전 스트레칭 + 부가 동작 + 본 동작 + 후 스트레칭

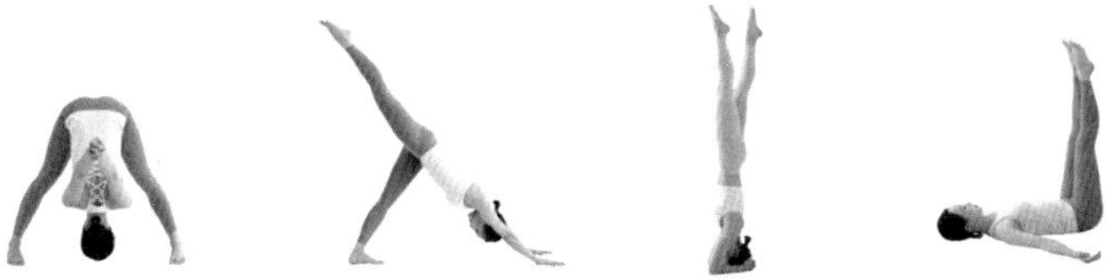

오늘 몸 컨디션은?

오늘 마음 컨디션은?

오늘 몸 컨디션은?

오늘 마음 컨디션은?

오늘 몸 컨디션은?

오늘 마음 컨디션은?

의상협찬 안다르(andar.co.kr)

누
구
나
거꾸로
설
수
있
다

펴낸날 초판 1쇄 2018년 12월 5일

지은이 김다혜

펴낸이 임호준
본부장 김소중
책임 편집 안진숙 | **편집 1팀** 윤혜민 김수연
디자인 왕윤경 김효숙 정윤경 | **마케팅** 정영주 길보민 김혜민
경영지원 나은혜 박석호 | **IT 운영팀** 표형원 이용직 김준홍 권지선

사진 한정수(Studio etc. 02-3442-1907)
인쇄 (주)웰컴피앤피

펴낸곳 비타북스 | **발행처** (주)헬스조선 | **출판등록** 제2-4324호 2006년 1월 12일
주소 서울특별시 중구 세종대로 21길 30 | **전화** (02) 724-7698 | **팩스** (02) 722-9339
포스트 post.naver.com/vita_books | **블로그** blog.naver.com/vita_books | **인스타그램** @vitabooks_official

ⓒ 김다혜, 2018

이 책은 저작권법에 따라 보호를 받는 저작물이므로 무단 전재와 무단 복제를 금지하며,
이 책 내용의 전부 또는 일부를 이용하려면 반드시 저작권자와 (주)헬스조선의 서면 동의를 받아야 합니다.
책값은 뒤표지에 있습니다. 잘못된 책은 바꾸어 드립니다.

ISBN 979-11-5846-267-3   13510

• 이 도서의 국립중앙도서관 출판예정도서목록(CIP)은 서지정보유통지원시스템 홈페이지(http://seoji.nl.go.kr)와
  국가자료종합목록시스템(http://www.nl.go.kr/kolisnet)에서 이용하실 수 있습니다. (CIP제어번호 : CIP2018037143)
• 비타북스는 독자 여러분의 책에 대한 아이디어와 원고 투고를 기다리고 있습니다.
  책 출간을 원하시는 분은 이메일 vbook@chosun.com으로 간단한 개요와 취지, 연락처 등을 보내주세요.
  비타북스 는 건강한 몸과 아름다운 삶을 생각하는 (주)헬스조선의 출판 브랜드입니다.

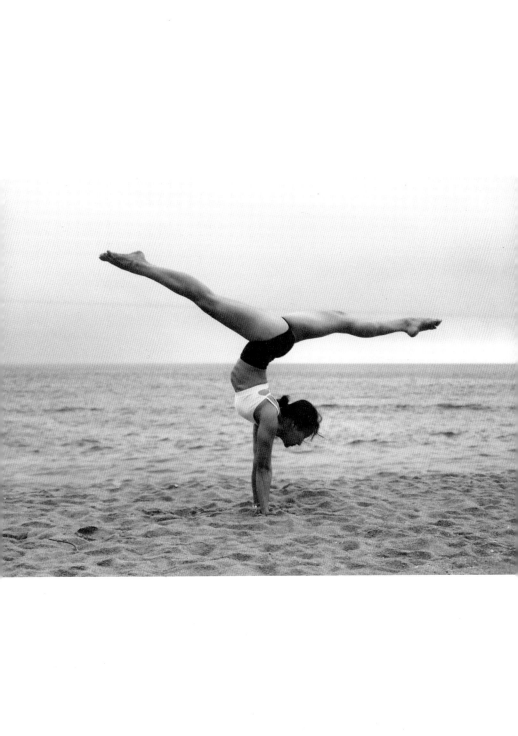

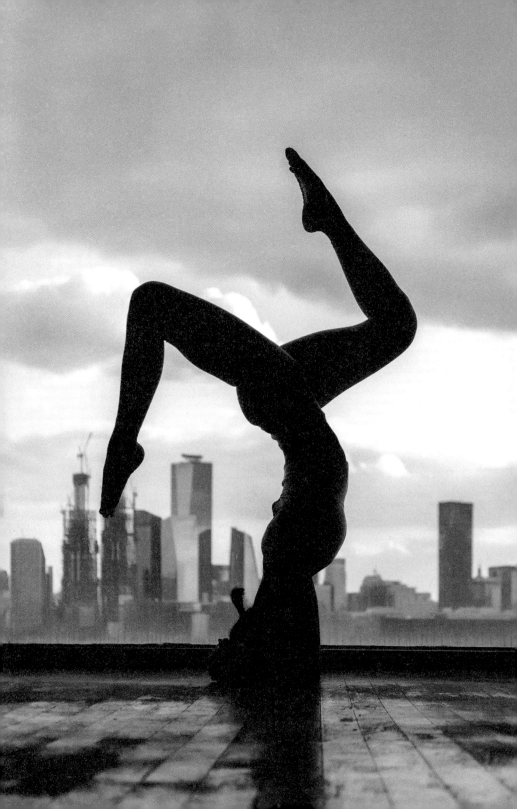